家庭刮痧

边学边用

王长宏　薛均来◎编著

U0222176

吉林科学技术出版社

图书在版编目（CIP）数据

家庭刮痧边学边用 / 王长宏，薛均来编著. -- 长春：
吉林科学技术出版社，2013.8
ISBN 978-7-5384-6999-8

Ⅰ. ①家… Ⅱ. ①王… ②薛… Ⅲ. ①刮搓疗法
Ⅳ. ①R244.4

中国版本图书馆CIP数据核字(2013)第200716号

家庭刮痧边学边用

JIATING GUASHA BIANXUEBIANYONG

编　　著	王长宏　薛均来
副 主 编	周凤吉　赵琪珩
编　　委	齐　山　万学文　刘明晖　方美善　姜　傲
模　　特	王潇雅
出 版 人	李　梁
策划责任编辑	隋云平
执行责任编辑	姜脉松
封面设计	南关区涂图设计工作室
制　　版	南关区涂图设计工作室
开　　本	710mm×1000mm　1/16
字　　数	256千字
印　　张	12.5
印　　数	1-9000册
版　　次	2014年4月第1版
印　　次	2022年1月第2次印刷

出　　版　吉林科学技术出版社
发　　行　吉林科学技术出版社
地　　址　长春市人民大街4646号
邮　　编　130021
发行部电话/传真　0431-85677817　85635177　85651759
　　　　　　　　　85651628　85600611　85670016
储运部电话　0431-86059116
编辑部电话　0431-85659498
网　　址　www.jlstp.net
印　　刷　唐山才智印刷有限公司

书　　号　ISBN 978-7-5384-6999-8
定　　价　58.00元

传世瑰宝

放在家中的保健医师

中医，流传于千百年来的中华血脉中，是华夏子孙与病魔做斗争的神兵利器，其精妙的医学理论，丰富的诊疗手段，使无数的中华儿女解除病痛，重获健康。最近，在众多的中医技法当中，有一种外治疗法格外引人关注。中医的外治疗法大多属于自然疗法，在中医治法中占有重要的地位，包括按摩、针灸、刮痧、拔罐等等，因其疗效显著，操作方便，经济实惠而受到老百姓的喜爱。很多人甚至可以通过学习一些简单的治疗方法在家中进行自我保健治疗，既免去了往返医院的奔波之苦，又节约了看病吃药的开销，可谓一举多得。本系列图书以中医学外治疗法为主，包括：按摩疗法、艾灸疗法、刮痧疗法、反射区疗法和简便取穴法，作者根据自己的专业和临床经验，精心总结了一套适合老百姓在家中就能自我治疗的方法，不仅能有效的治疗和祛除常见病症，更具有安全无创伤、经济花费少、无不良反应的特点，使健康之法走入千家万户，为百姓的健康筑起一道坚实的城墙。书中全面系统地介绍了各种疗法的基础理论，注意事项和使用方法，内容不仅科学严谨，并且更加通俗易懂，使读者一看就懂、一学就会。本套书针对广大家庭中的各种常见病症，从头疼脑热、感冒咳嗽、颈肩腰痛，到糖尿病、高血压、高血脂、心脑血管等疾病，均有详细的讲述，列举了这些中医外治疗法中的经典选穴配方和操作方法，这些方法都极其简单，每一步都配有图片展示，使没有任何医学基础的人都能学会如何使用。由于某些不健康的生活方式，大多数人尚处于亚健康状态中，他们需要学会一种方法来捍卫自己的健康，因此掌握一些必要的医学知识已是现代人迫不及待的需求。按摩疗法、艾灸疗法、刮痧疗法、反射区疗法和简便取穴法都是祖国医学的神圣瑰宝，所以本套图书，可以帮助我们修身齐家，延年益寿，何乐而不为呢。但是任何一种疗法都有其自身的局限性，多种疗法配合往往效果更为显著。我们在为读者提供一种治病养生方法的同时更要强调，如果经一段时间的治疗没有达到理想的治疗效果，或病情有加重的趋势，请及时就医，请专业医生指导治疗，以免延误病情。

目 录

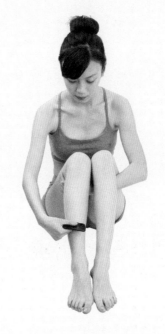

第四章 女性常见病的刮痧疗法

第五章 男性常见病的刮痧疗法

第六章 小儿常见病的刮痧疗法

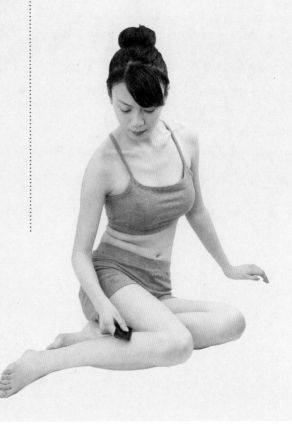

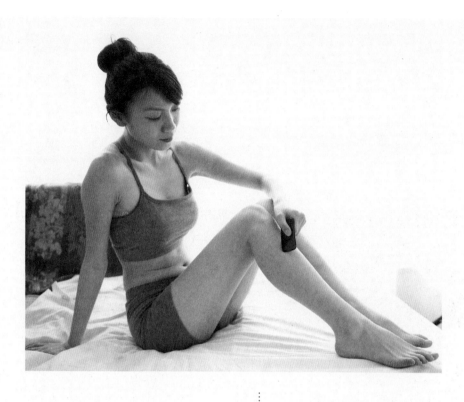

第七章 日常刮痧保健法

第八章 刮痧美容法

刮痧是中国传统的自然疗法之一，它是以中医理论为基础，用牛角、玉石等在皮肤相关部位刮拭，以达到疏通经络、活血化瘀的目的。刮痧可以扩张毛细血管，增加汗腺分泌，促进血液循环，经常刮痧，有助于调整人体经气，缓解疲劳，提高免疫力。

第一章
刮痧
基础知识

第一节 自古相传的刮痧疗法

刮痧是中国传统的自然疗法之一，它以中医基础理论为指导，用牛角、玉石等工具在皮肤相关部位刮拭，扩张毛细血管，促进血液循环，以达到舒经活络、活血化瘀之功效。

刮痧疗法源于实践与探索

刮痧的由来，可以追溯到旧石器时代，在当时的恶劣条件下，人们患病时，多会出于本能地用手或者石片抚按、捶击身体表面的不舒适部位，有时症状竟能得到缓解。在后人不断的实践与探索中，这种古老的方法发展为砭石疗法，也就是刮痧疗法的雏形。伴随着中医理论的不断完善，砭石疗法逐渐发展为应用广泛的刮痧疗法。

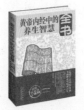

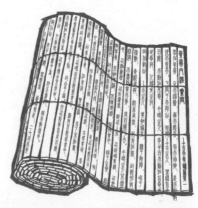

在我国，很早就有关于刮痧疗法的记载。早在《黄帝内经》成书时期，人们便有用"砭石"治病的记载："帝曰：不足者补之，奈何？岐伯曰：必先扪而循之，切而散之，推而按之，弹而怒之。"

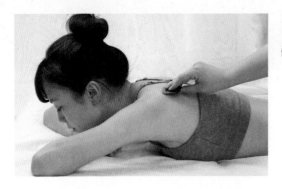

刮痧疗法在民间有着广泛的流传和应用，很多人习惯用这种外治方法进行家庭保健和简单的疾病治疗，不断扩大了刮痧疗法的工具取材范围和应用方法，使之得到了、更广泛的普及。

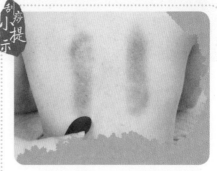

运用刮痧板在体表经络穴位上进行刮拭，直到刮出红色、紫色的痧疹点。刮拭后体表毛孔张开，使痧毒排出体外，逐步达到祛除病邪、治愈疾病的目的。

🐉 关于痧证的起因

"通则不痛，不通则痛"，痧证是经络受邪引起的，以痛证为主要临床表现的闭塞瘀阻症候群。络脉受邪，闭塞瘀阻的病机状态正是出现痧疹的病理基础，也是使用经络刮痧法的主要依据。

🐉 刮痧疗法的机制

1.神经刺激效应

当疾病发生时，通过刮拭手段对一定的经穴部位或人体某个局部进行一定程度的刺激可以产生疼痛效应，使人体神经末梢或感受器产生效应，通过神经体液调节的传递，对中枢神经系统发出信号，对机体各部功能产生协调作用，并达到新的平衡。

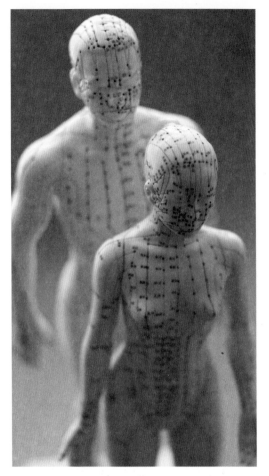

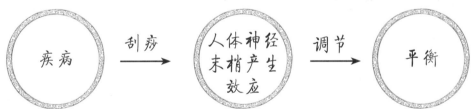

疾病 → 刮痧 → 人体神经末梢产生效应 → 调节 → 平衡

2.温热效应

由于刮拭局部区域，使局部区域产生热效应，局部区域的微血管和毛细血管扩张，致局部区域的血容量和血流量增加，有利于受损组织的修复、更新与功能的恢复，重新建立起人体顺应自然生理循环的医疗保健效应。

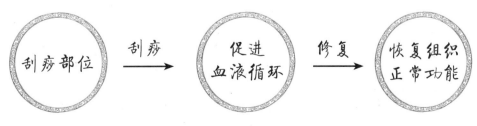

刮痧部位 → 刮痧 → 促进血液循环 → 修复 → 恢复组织正常功能

刮痧的优点

刮痧疗法是我国人民历经千年，在与疾病长期斗争中积累下来的宝贵财富。如今刮痧疗法不仅成为每个家庭养生防病的必修课，而且在全世界的养生和疾病防治领域也已有了不可动摇的地位。

不打针不吃药的绿色疗法

刮痧疗法倡导"回归自然"，是以刮痧板刮拭皮肤、经络和病变部位，把阻滞在人体经络的病理因素通过皮肤宣泄出来，使病变的器官、组织及细胞在被刺激的过程中，自动修复，自我调整。刮痧疗法无毒副作用，仅仅是通过刮拭时产生的良性刺激，不断增强机体自身潜在的抗病能力和免疫力，从而达到保健防病的作用。

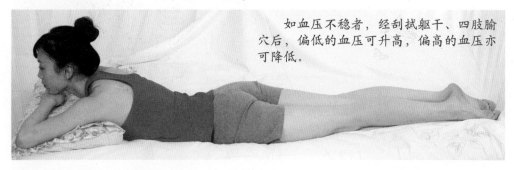

如血压不稳者，经刮拭躯干、四肢腧穴后，偏低的血压可升高，偏高的血压亦可降低。

真实地呈现病源

通过刮拭，皮肤会产生各种各样的反应，主要是颜色（肤色）和形态的变化。这种现象即称之为"痧"。只要刮拭数分钟，凡有病源之处，其表现轻可见淡红色斑点，重则成斑，甚至青黑斑块，触之略有阻碍感。因此，"痧"有出现的部位和形态的不同，对疾病的诊断、治疗及预后有一定的临床指导意义。

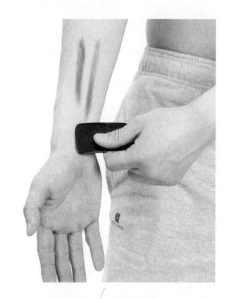

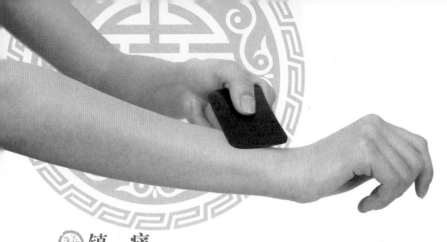

镇 痛

　　人体软组织一旦受到损伤，若得不到及时有效地治疗，会形成不同程度的粘连，导致疼痛和肌紧张。这时可在局部或相应腧穴刮痧。刮痧可调节肌肉的收缩，缓解机体组织间压力，同时可使刮拭部位温度升高，促进周围组织血液循环，从而通畅局部瘀肿，消除疼痛。刮痧也可以舒展肌肉，消除肌紧张。

排除毒素

　　刮痧时，刮痧板对皮肤的压力，迫使淤积于体内的有害代谢产物从毛细血管壁渗漏出来，刮拭部位高度充血，形成"痧"。由于局部组织高度充血，血管神经受到刺激，血液循环加速，促进体内废物、毒素排除，清洁了体内环境，提高机体免疫力，达到缓解症状的目的。

提高免疫力

　　刮痧出痧的过程是一种血管扩张渐至毛细血管破裂，血流外溢，皮肤局部形成瘀血斑的现象。"痧"不久就能溃散，从而起到自身溶血的作用，这样可使局部组织血液循环加快，新陈代谢旺盛，营养状况改善，提高机体免疫力。自身溶血还可以调节大脑兴奋与抑制过程，保持内分泌系统的平衡。

刮痧的工具

第三节

刮痧的常用工具包括刮痧板和润滑剂。工具的选择直接关系到刮痧治病保健的效果。比较常用的刮痧板是用水牛角或木鱼石制作而成，要求板面洁净、棱角光滑。润滑剂多选用红花油、液状石蜡或刮痧专用的活血化瘀的中药制剂。

🐾 刮痧板

1.刮痧板的分类

刮痧板是刮痧的主要工具。其中有水牛角制品，也有玉制品。水牛角及玉质刮痧板均有助于行气活血、疏通经络，而且又没有副作用。刮痧板一般加工为长方形，边缘光滑，四角钝圆。刮板的两个长边，一边稍厚，一边稍薄。薄面用于人体平坦部位的治疗刮痧，凹陷的厚面适合于按摩保健刮痧，刮板的角适合于人体凹陷部位的按摩及刮拭。其他常用的刮具有硬币、木竹质刮痧板、手指、瓷杯、汤匙等。

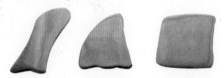

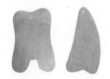

水牛角质地坚韧，光滑耐用，药源丰富。药性与犀牛角相似，只是药力稍逊，常为犀牛角之代用品。水牛角具有发散行气，清热解毒，活血化瘀的作用。

玉具有清音哑，止烦渴，定虚喘，安神明，滋养五脏六腑的作用，是具有清纯之气的良药，可避秽浊之病气。

2.刮痧板的清洁

◆刮痧板刮拭完毕后可用肥皂水洗净擦干或以酒精擦拭消毒。

◆为避免交叉感染，最好固定专人专板使用。

◆放在塑料袋或皮套内保存。

◆玉质板在保存时要避免磕碰，以防弄碎。

🐾 润滑剂

刮痧治疗的润滑剂多为有药物治疗作用的润滑剂，这种润滑剂具有一定的治疗作用，同时又是由没有毒副作用、渗透性强、润滑性好的植物油加工而成。常用的刮痧润滑剂有冬青膏、麻油、鸡蛋清、葱姜汁、白酒、液状石蜡、滑石粉等。

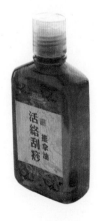

第四节 刮痧的操作手法

刮痧疗法是一种独特的物理疗法，是我国劳动人民通过长期地实践与探索逐渐形成的中医疗法。刮痧操作有讲究，掌握正确的刮痧操作手法，可以收到事半功倍的效果。

15

正确地持板方法

右手持板，肩、肘、腕自然弯曲，手握空拳，夹住刮痧板。治疗刮痧时，刮痧板薄的一侧对着皮肤；保健刮痧时，刮痧板厚的一侧对着皮肤。刮痧板与刮拭部位紧贴，和刮拭方向通常保持45°～90°的夹角。

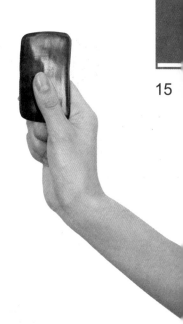

刮痧的刮拭长度

刮痧的刮拭长度，通常是4～5寸。如果是刮拭膀胱经或督脉之类比较长的经脉，可以沿一个方向分几段刮拭。对某个穴位的刮痧，也要有一定长度，通常以这个穴位为中心，上下延伸，总长度4～5寸，刮拭时在穴位中用力。

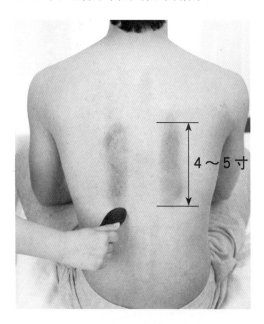

4～5寸

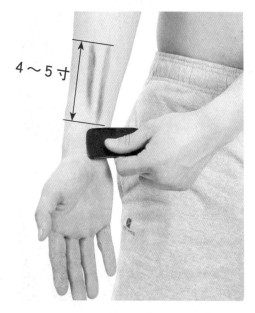

4～5寸

刮痧的体位

仰卧位↓

适用于<u>胸腹部、头部、面部、颈部、四肢前侧</u>的刮痧。

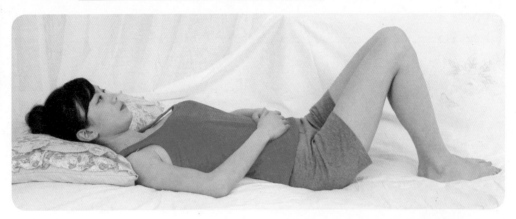

俯伏坐位↓

适用于<u>头顶、后头、项背部</u>的刮痧。

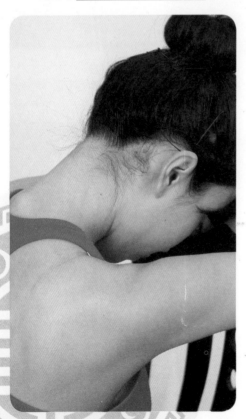

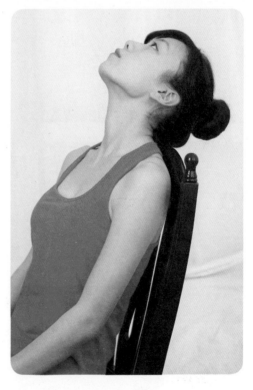

仰靠坐位↑

适用于<u>前头、颜面、颈前</u>和<u>上胸部</u>的刮痧。

侧伏坐位 ↓

适用于侧头、面颊、颈侧、耳部的刮痧。

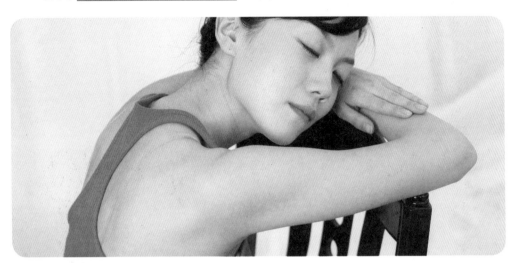

侧卧位 ↓

适用于侧头部，面颊一侧，颈项和侧腹、侧胸以及上下肢该侧的刮痧。

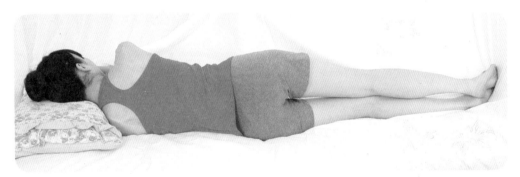

俯卧位 ↓

适用于头、颈、肩、背、腰、四肢后侧的刮痧。

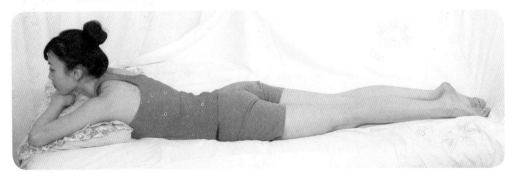

刮痧的具体手法

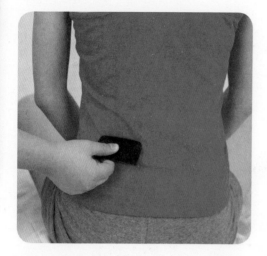

面刮法↑

面刮法是用刮痧板的长边或部分长边刮拭皮肤，需自上而下或自内而外沿同一方向反复刮拭，不可来回刮拭。刮痧板与刮拭方向的夹角较小，一般为30°～60°，常用45°。面刮法多适用于背部刮痧。

平刮法↓

平刮法与面刮法的操作基本相同，但倾斜角度更小，一般小于15°。平刮法向下的渗透力度较大，可渗透皮下组织，可以减轻刮拭时的疼痛。平刮法适用于面部、手足耳反射区等比较敏感的部位。

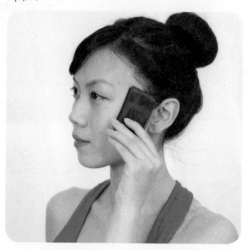

点按法↓

用刮痧板的圆角垂直向下按压穴位所在处，力度逐渐增加，片刻后将刮痧板迅速抬起，反复操作多次。此法适用于人中、膝眼等穴位。

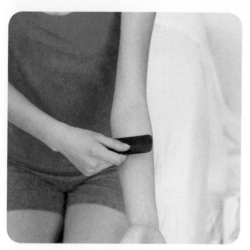

推刮法↑

推刮法的操作方法与面刮法相似，刮痧板与刮拭方向的夹角小于45°，按压力度大、刮拭速度慢、刮拭距离短。推刮法适用于疼痛部位的刮拭。

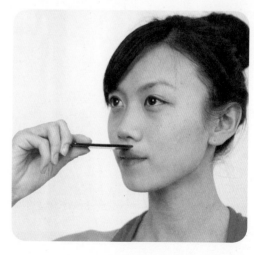

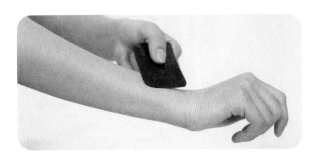

角刮法↑

角刮法是指用刮痧板的角来刮拭身体，刮痧板与刮拭方向的夹角一般为45°。角刮法可分为单角刮法和双角刮法，前者可用于四肢、手足部位，后者可用于脊柱两侧的刮拭。

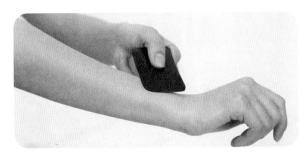

平面按揉法↑

平面按揉法是指用刮痧板圆角的平面部分按压在穴位所在处，做柔缓的旋转运动。刮痧板与皮肤的夹角非常小，一般小于15°。按揉的力度应深入皮下组织和肌肉。

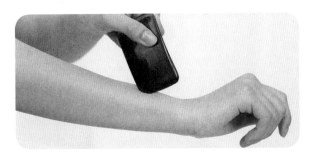

垂直按揉法↑

垂直按揉法与平面按揉法手法相同，区别在于刮痧板与皮肤的夹角为90°。垂直按揉法适用于骨缝处的穴位和第2掌骨桡侧反射区。

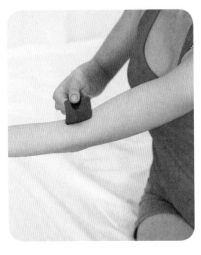

拍打法↑

用刮痧板的平面拍打身体表面的经穴或疼痛处。在使用拍打法之前，要在拍打部位先涂上刮痧油，然后再拍打。适用于肘窝和窝，躯干和颈部禁用此法。

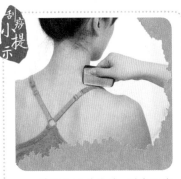

刮痧小提示

除了上述手法外，刮痧还有补法和泻法之分。

补法：刮拭按压力小，刮拭速度慢，刺激时间较长为补法。适用于年老、体弱、久病、重病或体形瘦弱之虚证患者。

泻法：刮拭按压力大，刮拭速度快，刺激时间较短为泻法。适用于年轻体壮、新病、急病、形体壮实的患者。

刮痧后加温灸者为补法；刮痧后加拔罐者为泻法。

第五节 刮痧的适应证与禁忌证

刮痧疗法临床应用广泛，适用于内、外、妇、儿、五官等各科和各系统疾病，如消化系统、循环系统、呼吸系统等，刮痧疗法不但适用于疾病的治疗，还适用于疾病的预防和保健。

🐲 禁忌证

有出血倾向的疾病	忌用本法治疗或慎用本法治疗。如血小板减少性疾病，过敏性紫癜症、白血病等，不宜用泻法刮疗，宜用补法或平补平泻手法刮疗
危重病症	如急性传染病、重症心脏病等，应立即住院观察治疗
新发生的骨折患部	不宜刮痧，须待骨折愈合后方可在患部刮痧。外科手术疤痕处亦应在两个月以后方可进行刮痧。恶性肿瘤患者手术后疤痕部位慎用
传染性皮肤病	疖肿、痈疮、瘢痕、溃烂、传染性皮肤病及皮肤上不明原因的包块等，不宜直接在病灶部位刮拭
孕妇、妇女经期	禁刮下腹部及三阴交穴、合谷穴、足三里穴等穴位。且刮拭手法宜轻，用补法

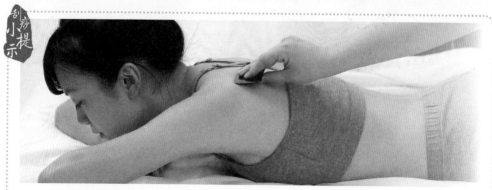

刮痧小提示

年老体弱者、妊娠妇女的腹部、妇女经期下腹部，女性面部，及空腹者忌用大面积泻法刮拭。对刮痧恐惧或过敏者，忌用本法。

适应证

呼吸系统疾病	感冒、咳嗽、哮喘、气管炎、肺炎、支气管扩张等
消化系统疾病	胃痛、反胃、呕吐、呃逆、吐酸、腹痛、便秘、泄泻、痢疾、急性胃炎、胃肠神经官能症、胆道感染、肠道预激综合征等
泌尿系统疾病	淋症、癃闭、阳痿、遗精、疝气、泌尿系统感染、尿失禁、膀胱炎等
神经系统疾病	头痛、眩晕、失眠、坐骨神经痛、三叉神经痛、神经衰弱等
心血管系统疾病	心悸、高血压等
妇科疾病	月经不调、痛经、经闭、崩漏、带下、妊娠恶阻、胎位不正、滞产、胎衣不下、产后缺乳、产后血晕、产后腹痛、产后发热、产后恶露不净、急性乳腺炎、乳腺增生、更年期综合征等
儿科疾病	小儿惊风、小儿疝气、小儿积滞、小儿疳积、小儿顿咳、小儿发热、小儿夜啼、小儿尿床、小儿腮腺炎、小儿鹅口疮、口疮、小儿虫病等
五官疾病	牙痛、咽喉肿痛、耳鸣、耳聋、急性鼻炎、失音、目赤肿痛、近视、斜视、针眼、眼睑下垂等
运动疾病	落枕、腱鞘炎、腕管综合征、网球肘、肩周炎、肋间神经痛、急性腰扭伤、慢性腰肌劳损、梨状肌综合征等
美容美体疾病	肥胖症、脱发、毛囊炎、痤疮、雀斑、黄褐斑、面瘫、斜颈、神经性皮炎、冻疮、皲裂症、湿疹、扁平疣、银屑病等
其 他	水肿、中暑等

第六节

刮痧的注意事项

刮痧前要选择一个好的治疗场所，空气清新，温度适宜，夏季不可在有过堂风的地方刮痧。

🔹 刮痧时限与疗程

◆一般每个部位刮20次左右，以病人能耐受或出痧为度。

◆每次刮拭时间以20～25分钟为宜。

◆初诊时间不宜过长，手法不宜过重，不可一味片面求出痧。第二次应间隔5～7天后或患处无痛感时再实施，直到患处上清平无斑块，病症自然痊愈。

◆通常连续治疗7～10次为1个疗程，间隔10天再进行下1个疗程。

🔹 刮痧的注意要点

◆选择舒适的体位，以利于刮拭和防止晕刮。

◆刮痧工具要严格消毒，防止交叉感染。刮拭前须仔细检查刮痧工具，以免刮伤皮肤。

◆勿在病人过饥、过饱及过度紧张时刮痧。

◆要用力均匀，以能耐受为度，出痧为止。

◆不可一味追求出痧而用重手法或延长刮痧时间。

◆刮痧使汗孔开泄，邪气外排，要消耗体内部分的津液，故刮痧后饮温水一杯，休息片刻。

◆刮痧后，为避免风寒之邪侵袭，须待皮肤毛孔闭合恢复原状后，方可洗浴，一般约刮痧后3小时。

服药过多者，特别服用激素类药物不易出痧；肥胖者与肌肉丰满的人不易出痧；阴经较阳经不易出痧；室温低时不易出痧。

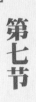

痧与痧象

一般刮拭后半小时左右，皮肤表面的痧点会逐渐融合成片，刮痧后24～48小时出痧表面的皮肤触摸时有痛感或自觉局部皮肤有热感，这些都属于正常反应。几天后即可恢复正常。

常见的痧象

刮拭后出现红色、紫黑色的瘀斑，紫或绛色的密密麻麻的一片疹子，同时伴有不同程度的敏感疼痛。如果通过刮痧，出现痧色由浅变深，分布由分散到集中，阳性反应物由柔软到坚硬等现象，表示病情加重；反之，病情向愈。

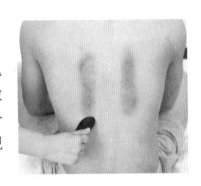

通过痧象看健康

刮痧的诊断主要是根据痧的颜色，形态变化，直观地了解病变的部位病情的轻重及病势的进退。如痧的部位浅，颜色鲜红，分布分散，痧点柔软，敏感区疼痛轻，则病情轻，体内毒素产生的少；反之，痧的部位深，颜色紫红，分布集中，痧点坚硬，敏感区疼痛重，则病情重，体内毒素产生的多。

痧象颜色鲜红、光泽度好，提示热证、急性炎症，或血脉瘀滞，病程短，病情轻。若出痧部位与皮肤其他部位高度基本持平，多为轻度痧象

痧象呈紫红色提示经脉瘀滞时间较长，有血瘀证。出痧部位与皮肤持平，或略高于其他部位，多为中度痧象

痧象呈紫黑色或青黑色，提示有血瘀证，且病程长。若出痧部位疼痛反应明显，提示有亚健康状态或者该部位经脉瘀滞时间长，瘀滞程度重。若出痧部位呈青黑色，有一个或多个包块，或出现面积较大的乌青色斑片状，明显高于其他部位，多为重度痧象

刮痧的操作要领

一般原则是由上而下，由内到外，由左到右的顺序进行刮拭。每个部位一般先刮阳经，后刮阴经。头部由上到下直刮，或从内到外横刮。肩胛部由上到下，或从内到外横刮。背腰部、胸腹部由上到下，从内到外；上下肢由上而下；面部、胸胁部由内到外斜刮。均直接在人体体表、经络线上反复按同一方向刮拭，至皮肤出现痧痕为止。

头部的刮法

1.从前到后

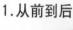
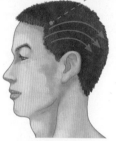

头部两侧的刮痧方向是由头维穴刮拭至下鬓角处，沿耳上发际向后下方刮至后发际处。

2.从头顶到前额

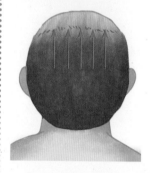

头顶部的刮痧方向是以百会穴为界，头顶前部由头顶向前额发际处刮拭，都是由左至右刮拭。

3.从内到外

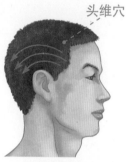
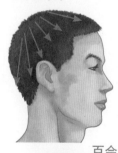
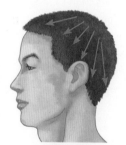

整个头部的刮痧也可采取以百会穴为中心，向四周呈放射状刮拭。

4.从上到下

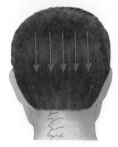

刮拭头后部要从头顶正中开始到后发际的方向，刮拭力度、次数和前头部一致。

面部的刮痧顺序

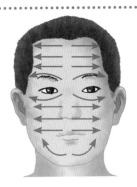

面部的刮痧顺序应由内向外按肌肉走向刮拭。前额部、面颊部是由正中线向两侧水平刮拭，眼周和口周则沿着眼（口）轮匝肌由内向外刮拭。面部出痧有碍美观，因此刮痧手法须轻柔，忌大力、大面积刮拭。

背部的刮痧顺序

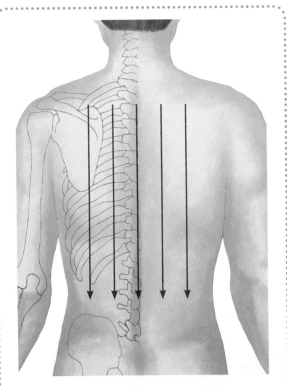

背部的刮痧顺序是由上向下刮拭。

面部刮痧后，血液循环加快，此时敷上面膜，疗效会更好。面膜使用前应稍微温热一下，以免太过冰凉而刺激皮肤。

颈部的刮痧顺序

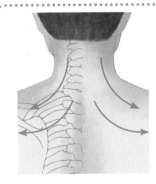

颈部的刮痧顺序是后脑发际处沿肌肉走行向两侧肩峰处刮拭。

刮痧小提示

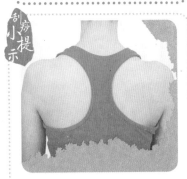

背部正中线刮拭时手法应轻柔，用补法，不可用力过大，以免伤及脊椎。可用刮板棱角点按棘突之间，背部两侧可视病人体质、病情选用补泻手法，用力要均匀，中间不要停顿。

🐉 胸部的刮痧顺序

1.从上到下

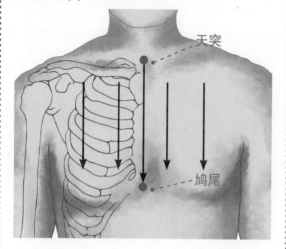

天突

鸠尾

刮拭胸部正中线，从<u>天突穴经膻中穴</u>向下刮至<u>鸠尾穴</u>。用刮板角部自上而下刮拭。

刮拭胸部正中线用力要轻柔，用刮板棱角沿肋间隙刮拭。乳头处禁刮。

2.从内到外

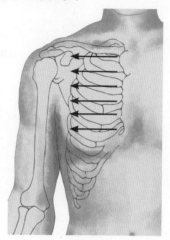

刮拭胸部两侧，从正中线由内向外刮，先左后右，用刮板整个边缘由内向外沿肋骨走向刮拭。

🐉 腹部的刮痧顺序

1.从上到下

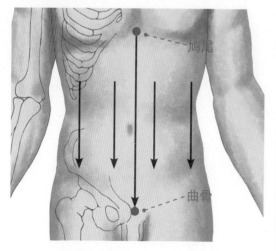

鸠尾

曲骨

刮拭腹部正中线，从<u>鸠尾穴</u>刮至<u>曲骨穴</u>。

2.从内到外

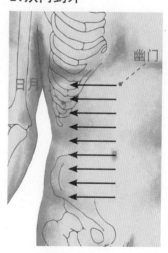

幽门

日月

刮拭腹部两侧，从<u>幽门穴</u>刮至<u>日月穴</u>。

四肢的刮痧顺序

刮拭四肢时，遇关节部位不可强力重刮。对下肢静脉曲张、水肿的患者应从下向上刮拭。皮肤如有感染、破溃、痣瘤等，刮拭时应避开。急性骨关节创伤、挫伤之处不宜刮痧，但在康复阶段，刮痧可加快康复。

1.上肢内侧

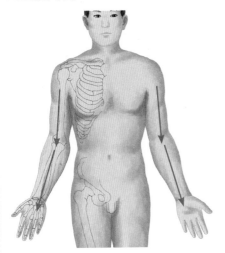

刮拭上肢内侧部，由上向下刮刮拭。

2.上肢外侧

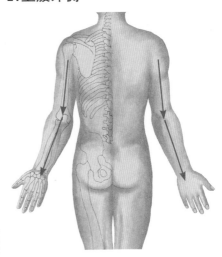

刮拭上肢外侧部，由上向下刮，在肘关节处可作停顿。

3.下肢背侧

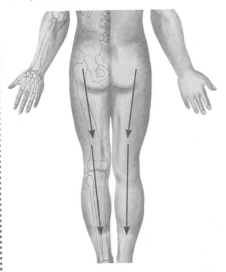

刮拭下肢背侧部，由上向下刮，在膝关节腘窝处可作停顿。

3.下肢外侧

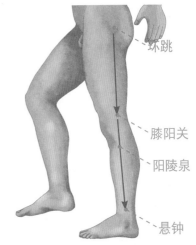

环跳

膝阳关

阳陵泉

悬钟

刮拭下肢外侧部，从上向下刮，从环跳穴至膝阳关穴，由阳陵泉穴至悬钟穴。

第九节 经络、穴位是什么

经络学说是中医理论基础的核心之一，已经有数千年的历史。通过科学地按摩经络和穴位，可调和气血运行，调理脏器，达到疏经活络、促进新陈代谢的作用。

🐉 经络是纵横人体的网络

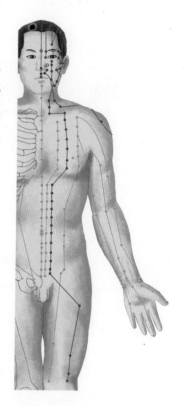

中医认为，经络的功能主要在于沟通表里上下，联系脏腑器官；通行气血，濡养脏腑组织；感应传导；调节脏腑器官的功能活动4个方面。经络作为人体气血运行的通道，能将营养物质输送到全身各组织脏器，使脏腑组织得以营养，筋骨得以濡润，关节得以通利。经络是经脉和络脉的统称，"经"有"路径"的意思，是主要路径，存在于机体内部，可贯穿上下、沟通内外；"络"则是支路，存在于机体表面，它遍布全身。在这些经脉上，有"经穴"，一般称作"穴位"。经穴是"气"的出入部位，它通过经络，连接体表和内部。经络主要包括十二经脉、奇经八脉、十五络脉、十二经别、十二经筋、十二皮部等。

🐉 按摩常用的十四条经脉

手三阴经	手太阴肺经、手厥阴心包经、手少阴心经
足三阴经	足太阴脾经、足厥阴肝经、足少阴肾经
手三阳经	手阳明大肠经、手少阳三焦经、手太阳小肠经
足三阳经	足阳明胃经、足少阳胆经、足太阳膀胱经
奇经八脉	督脉、任脉

穴位是经气出入的部位

穴位，中医上称之为"腧穴"，是指人体脏腑经络之气输注出入体表的特殊部位，是针灸、按摩、拔罐等疗法的施术部位。穴位并不只是体表的点，而是与内部脏腑密切联系、相通的。穴位既可以从内向外地反映病痛，又可以从外向内地接受刺激。所以说，穴位既是疾病的反应点，又是临床治疗的刺激点。

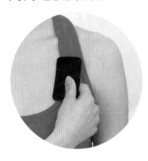 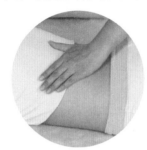 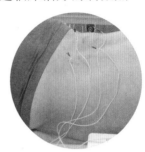

经　穴	"经穴"又称为"十四经穴"，分布于十二经脉和任、督二脉，是穴位的主要组成部分
奇　穴	"奇穴"又称经"外奇穴"，是未归入十四经脉，但有穴名和明确定位及治疗作用的穴位
阿是穴	"阿是穴"又名"不定穴"、"天应穴"、"压痛点"，既没有具体名称，又没有固定位置，以病痛局部或与病痛有关的压痛或缓解点为穴

穴位的作用特点

近治作用	腧穴均具有治疗其所在部位局部及邻近组织、器官病症的作用。这是腧穴主治作用中最基本的特点，也是所具有的共同特点
远治作用	腧穴有治疗其远隔部位的脏腑、组织器官病症的作用。十二经脉中位于四肢肘膝关节以下的经穴，远治作用尤为突出，如合谷穴不仅能治疗手部局部病症，还可治疗本经经过的头面部病症
特殊作用	某些腧穴具有双向的良性的调整作用和相对的特异治疗作用。双向良性调整作用，是指同一腧穴对机体的不同病理状态，起到不同的治疗作用。如内关穴可以治疗心动过缓、又可以治疗心动过速

取穴方法

选定需要的穴位之后，如何找到这个穴位呢？这就需要掌握取穴的方法。常用的取穴法有以下几种：

根据体表标志定穴

人体上有一些具有标志性的部位，可以作为取穴时的参考。要找到某个穴位时，只要用眼睛、手指对比一下，就可以准确地找到穴位。比较常见的是我们可以用五官、毛发的边缘、手指、脚趾、乳头及骨关节处的凸起和凹陷来定位。比如印堂穴是在两眉连线的正中，膻中穴是在两乳头连线的正中间，天枢穴在肚脐旁边2寸（约6厘米）的位置，而大椎穴是在俯首时最高的第7颈椎棘突下，用手指就可以摸到。

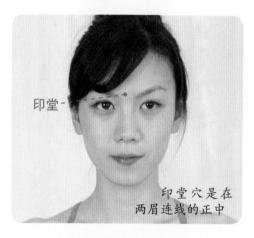

印堂

印堂穴是在
两眉连线的正中

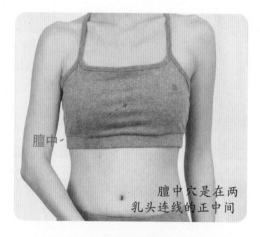

膻中

膻中穴是在两
乳头连线的正中间

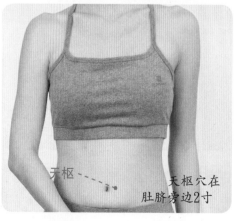

天枢

天枢穴在
肚脐旁边2寸

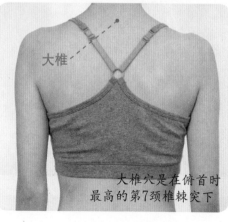

大椎

大椎穴是在俯首时
最高的第7颈椎棘突下

根据手指长度定穴

中医学上称为"同身寸"，就是用被按摩者的手指作为标准来度量取穴的位置。

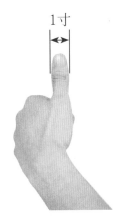
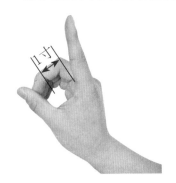
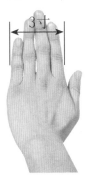

被按摩者本人拇指中节的宽度为1寸。

被按摩者本人中指中节屈曲时，手指内侧两端横纹头之间的宽度为1寸。

被按摩者本人示指、中指、无名指、小指并起来，其中间宽度为3寸。

简便取穴法

利用简便易行的方法取穴。如两耳尖直上与头顶正中线交点取百会穴；拇指向示指靠拢，虎口处肌肉隆起最高点取合谷穴；两虎口自然平直交叉，示指尖所抵达处取列缺穴；屈膝，掌心盖住膝关节髌骨，手指垂直向下（示指紧靠在小腿胫骨前嵴外缘），中指尖所达之处取足三里穴等。

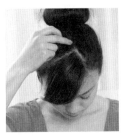
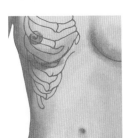
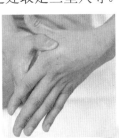
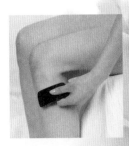
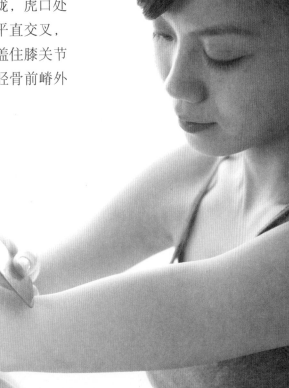

办公室一族，在工作中长期处于一个姿势，颈部、腰背、手腕等部位过度劳损，常感觉酸胀、疼痛，更有数据表明，办公室一族中发病率最高的是颈椎病，而刮痧能很好地改善局部微循环，舒筋活血，对各种肩颈不适有非常好的疗效。繁忙的工作后，不妨试试刮痧，让累了一天的身体彻底放松下吧。

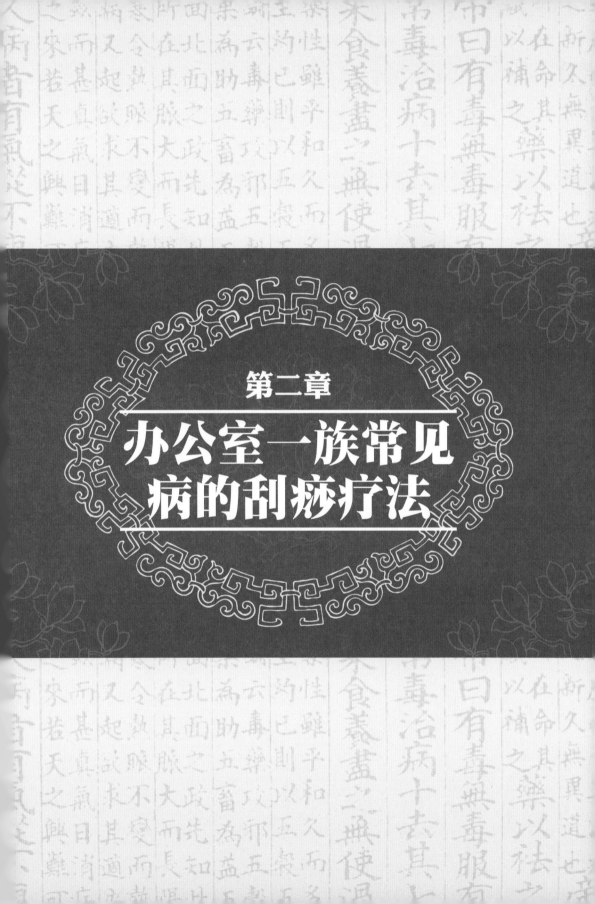

第二章

办公室一族常见病的刮痧疗法

慢性胃炎

慢性胃炎是指不同病因引起的胃黏膜慢性炎症或萎缩性病变，发病率在各种胃病中居首位。慢性胃炎可分为浅表性、萎缩性、肥厚性三种。慢性胃炎患者常有上腹疼痛、饱胀、嗳气等表现，也可有反酸、胃灼热感、恶心呕吐、食欲不振、乏力等症状。有胃黏膜糜烂的患者可有呕血或柏油样便，长期少量出血可引起贫血。

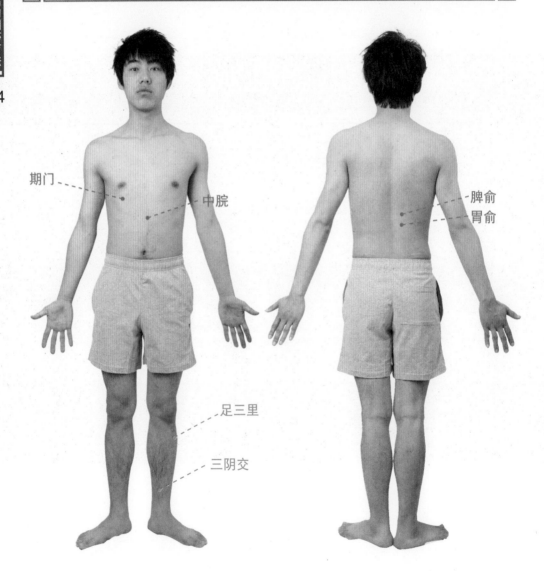

期门　　中脘　　脾俞　　胃俞　　足三里　　三阴交

❀ 选穴取穴

慢性胃炎选足厥阴肝经的期门穴，可疏泄肝胆之气；选足阳明胃经的足三里穴和任脉的中脘穴，可通降胃气；选足太阳膀胱经的脾俞、胃俞穴，可调补脾胃；选足太阴脾经的三阴交穴，可宣通中焦之气。

刮痧方法

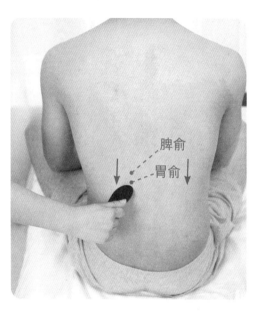

下肢前内侧↓

沿足阳明胃经走行，由上而下刮拭，重点刮拭足三里穴。点按或刮拭三阴交穴。

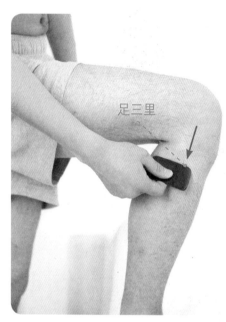

腰背部↑

沿足太阳膀胱经走行，由上往下刮拭，重点刮拭脾俞、胃俞穴。

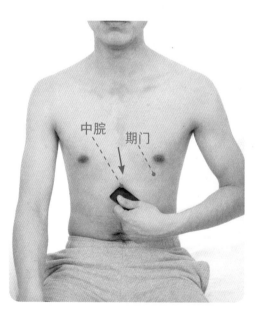

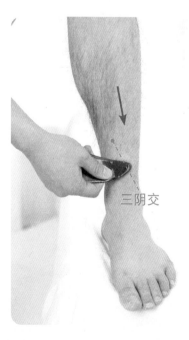

腹部↑

点按或刮拭期门、中脘穴。

胃神经官能症

胃神经官能症，即胃肠道功能紊乱，通常患者的病程较长，反复或持续发作。本病患者以青壮年为多，且以女性为主。患者的主要临床表现为胃肠道的症状，表现为神经性呕吐、神经性嗳气（吞气症）和神经性厌食等，并常有反酸、恶心、剑突下灼热感、食后饱胀、上腹不适或疼痛等症状。

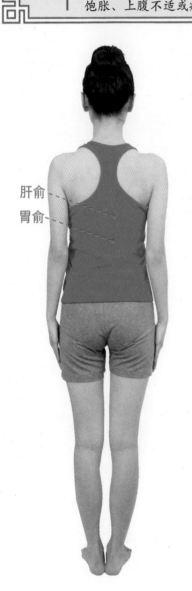

肝俞
胃俞

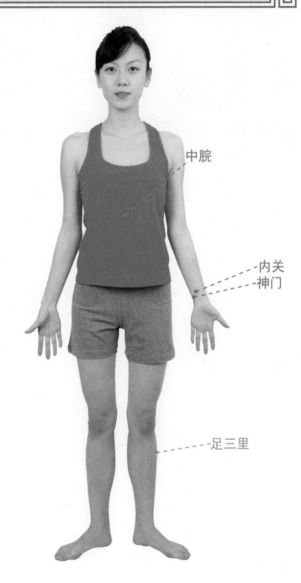

中脘

内关
神门

足三里

❀ 选穴取穴

胃神经官能症选任脉的中脘穴和足阳明胃经的足三里穴，可通调脾胃功能；选足太阳膀胱经的肝俞、胃俞穴，可外散脏腑之热；可选手厥阴心包经的内关穴，可和胃降逆、宽胸理气；选手少阴心经的神门穴。

刮痧方法

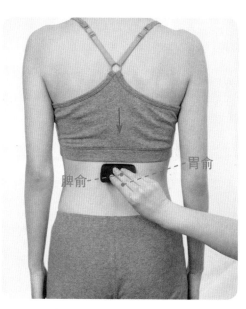

背部↑

　　沿足太阳膀胱经走行，自上而下由肝俞穴刮拭至胃俞穴，重点加强肝俞、胃俞穴。

小腿前外侧↓

　　沿足阳明胃经自上而下刮拭足三里穴。

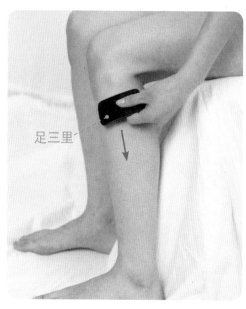

腕部↓

　　自上而下刮拭腕部，重点加强内关、神门穴。

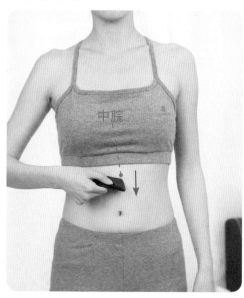

腹部↑

　　沿腹部正中线，自上而下刮拭上腹部，重点加强中脘穴。

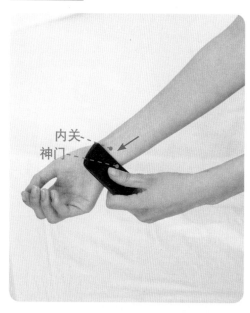

颈椎病

颈椎病是因颈椎及其周围组织（如椎间盘、周围韧带）发生病变而引起颈椎椎管或椎间孔变形、狭窄，进而刺激、压迫颈部脊髓、神经根，并引起相应临床症状的疾病。颈椎病患者的主要表现为颈肩持续性酸痛或阵发性剧烈疼痛、头晕头痛、上肢麻木等。

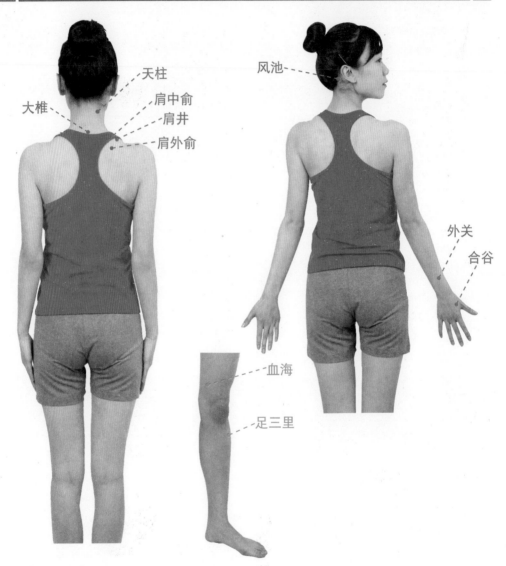

天柱
肩中俞
肩井
肩外俞
大椎
风池
外关
合谷
血海
足三里

✿ 选穴取穴

颈椎病选手少阳三焦经的外关穴和足少阳胆经的风池、肩井穴，可祛风通络；选督脉的大椎穴，可祛湿寒；选足阳明胃经的足三里穴，可生气化血；选足太阴脾经的血海穴；选足太阳膀胱经的天柱穴，可润筋骨、滋阴血、通经气；可选手太阳小肠经的肩中俞、肩外俞穴；选手阳明大肠经的合谷穴和局部阿是穴，可通经止痛。

刮痧方法

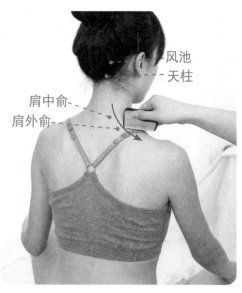

风池
天柱
肩中俞
肩外俞

颈后及肩部↑

沿颈侧肌肉走行，由<u>风池穴</u>刮拭<u>肩外俞穴</u>，重点加强<u>风池、天柱、肩中俞、肩外俞穴</u>的刮拭。

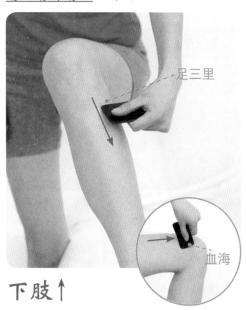

足三里

血海

下肢↑

沿<u>足阳明胃经</u>走行，由外膝眼自上而下刮拭，重点加强<u>足三里穴</u>。沿<u>足太阴脾经</u>走行，自上而下刮拭至膝关节上方，重点加强<u>血海穴</u>的刮拭。

上肢↓

分别刮拭或点按<u>外关、合谷穴</u>。

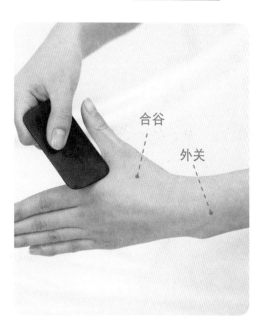

合谷
外关

局部痛点↓

刮拭或点按局部<u>阿是穴</u>。

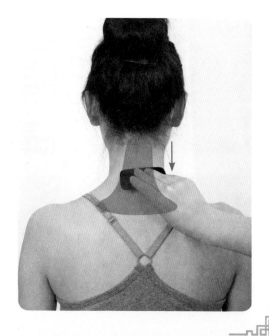

网球肘

网球肘，即肱骨外上髁炎，是指手肘外侧肌腱发炎疼痛，多因反复屈伸肘腕关节及前臂旋前旋后而导致。患者多数发病缓慢，初期只感到肘关节外侧酸困和轻微疼痛，后期手不能用力握物，用力抓握或提举物体时感到患部疼痛。患者肘关节伸屈不受影响，但前臂旋转活动时疼痛，而屈肘、前臂旋后位时疼痛缓解。

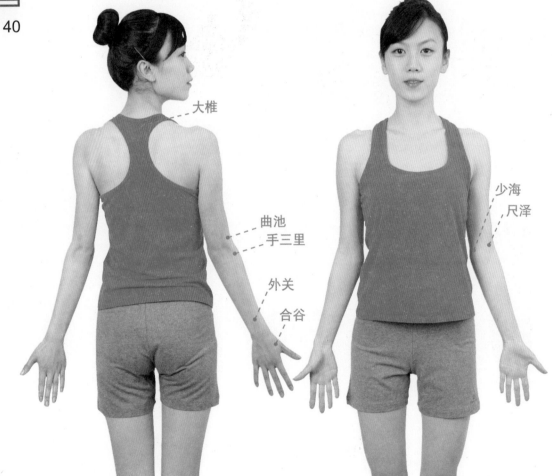

大椎

少海
尺泽

曲池
手三里

外关

合谷

❀ 选穴取穴

网球肘可选手阳明大肠经的曲池、手三里、合谷穴，可舒筋、活络、止痛；可选手少阳三焦经的外关；选手少阴心经的少海穴，可行气活血、消瘀散结；选手太阴肺经的尺泽穴；选督脉的大椎，可温经散寒；选局部阿是穴。

刮痧方法

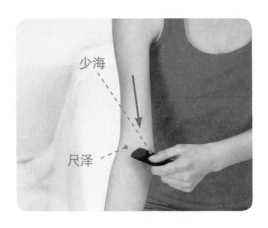

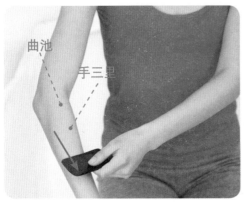

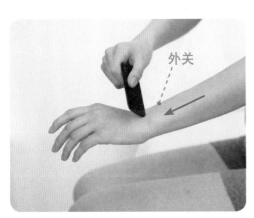

前臂↑

　　用刮痧板的圆角点按尺泽、少海穴。沿手阳明大肠经和手少阳三焦经走行，自肘关节向腕关节刮拭，重点加强曲池、手三里、外关穴的刮拭。

项部↓

　　用刮痧板的圆角点按大椎穴。

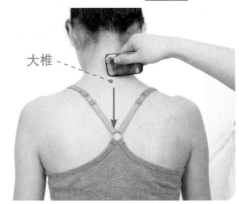

手背↓

　　用刮痧板的圆角点按合谷穴。

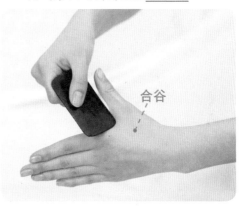

局部痛点↓

　　用刮痧板的圆角点按局部阿是穴。

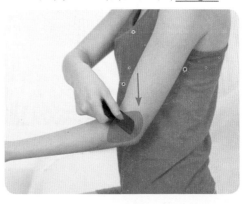

腕管综合征

腕管综合征是由于腕管内的容积减少或压力增高，使行经腕管的正中神经受到压迫而引起手指麻木的神经症状。患者的桡侧3个半手指麻木、疼痛，夜间或清晨较明显，活动或甩手后可减轻。

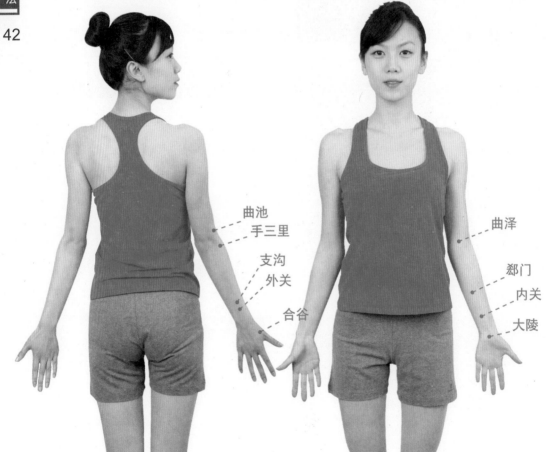

曲池
手三里

支沟
外关

合谷

曲泽

郄门

内关

大陵

❀ 选穴取穴

腕管综合征选手少阳三焦经的支沟、外关穴，可疏经通络；选手阳明大肠经的曲池、手三里、合谷穴，可活血化瘀、止痛；选手厥阴心包经的曲泽、郄门、内关、大陵穴，可散瘀结。

刮痧方法

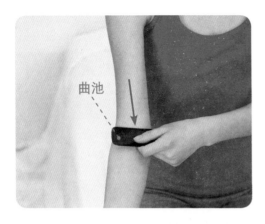

曲池

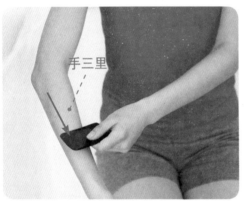

手三里

前臂后侧↓

沿**手少阳三焦经**走行，自上而下由<u>支沟穴</u>刮拭至<u>外关穴</u>，重点加强<u>支沟、外关穴</u>的刮拭。

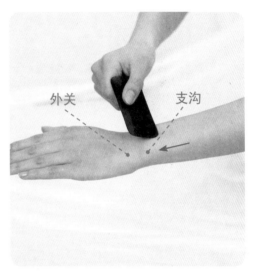

外关 支沟

前臂前侧↓

沿**手厥阴心包经**走行，自上而下由曲泽穴经<u>郄门</u>、<u>内关穴</u>刮拭至<u>大陵穴</u>，重点加强曲泽、郄门、内关、大陵穴的刮拭。

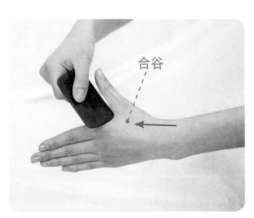

合谷

前臂外侧↑

沿**手阳明大肠经**走行，自上而下由<u>曲池穴</u>经<u>手三里穴</u>刮拭至<u>合谷穴</u>，重点加强<u>曲池、手三里、合谷穴</u>的刮拭。

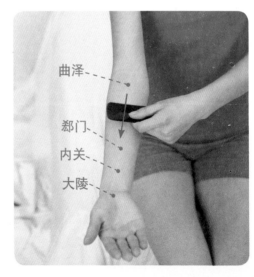

曲泽
郄门
内关
大陵

第六节 | 失 眠

失眠是指无法入睡，或无法保持睡眠状态。失眠患者的表现除入睡困难外，还有不能熟睡，睡眠时间减少，早醒、醒后无法再入睡，多梦等表现。失眠会引起疲劳、反应迟缓、头痛、注意力不集中等表现，严重的失眠患者还会导致神经衰弱、抑郁、焦虑等功能性疾病。

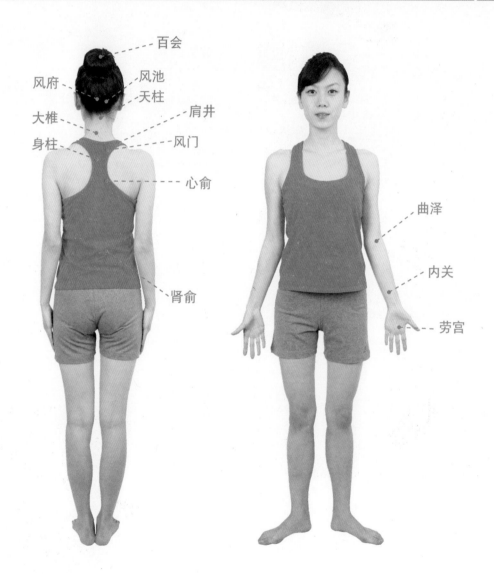

百会
风府　　　风池
　　　　　天柱
大椎　　　　　　肩井
身柱　　　　　　风门
　　　　　　　　心俞
　　　　　　　　　　　曲泽
　　　　　　　　　　　内关
　　　　　　　　　　　劳宫
肾俞

❀ 选穴取穴

失眠选督脉的百会、风府、大椎、身柱穴；选足太阳膀胱经的天柱、风门、心俞、肾俞穴，可畅达气机、调整全身状态；可选足少阳胆经的风池、肩井穴；选手厥阴心包经的曲泽、内关、劳宫穴。

刮痧方法

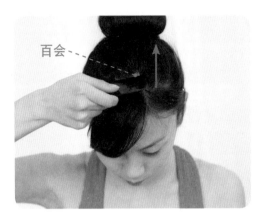

背部↓

沿足太阳膀胱经走行，自上而下由天柱穴刮拭至肾俞穴，重点加强天柱、风门、心俞、肾俞穴的刮拭。

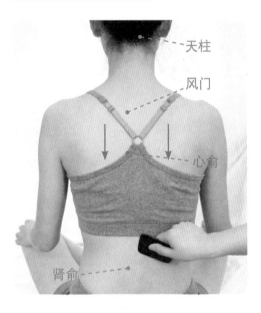

前臂及手部↓

沿手厥阴心包经走行，由曲泽穴向腕部方向刮拭，经内关穴刮拭至劳宫穴，重点加强曲泽、内关、劳宫穴的刮拭。

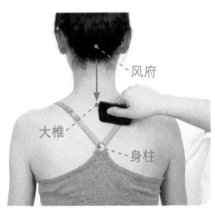

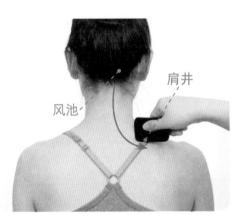

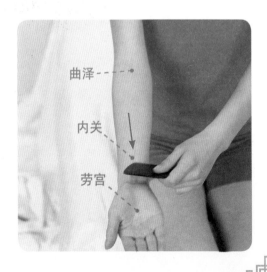

项部↑

沿督脉走行，自上而下由百会穴经风府、大椎穴刮拭至身柱穴，重点加强百会、风府、大椎、身柱穴。沿足少阳胆经走行，由风池穴刮拭至肩井穴。

头痛

头痛是一种常见症状。导致头痛的原因很多，既可因严重疾病而伴发，也可因情绪紧张、休息不足等原因诱发。中医将头痛分为外感头痛（感受风寒而致）与内伤头痛（内在病邪而致）两种。头痛的范围常局限于头颅上半部，包括眉弓、耳轮上缘和枕外隆突连线以上部位。

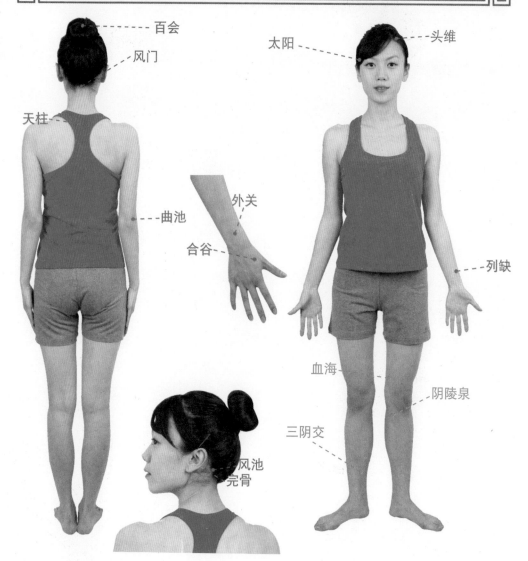

百会　风门　太阳　头维　天柱　外关　合谷　列缺　曲池　血海　阴陵泉　三阴交　风池　完骨

❀ 选穴取穴

头痛选督脉的百会穴，可升清健脑；选经外奇穴的太阳穴；选足少阳胆经的完骨、风池穴；选足太阳膀胱经的天柱、风门穴；选手阳明大肠经的曲池、合谷穴和手少阳三焦经的外关穴，可通络止痛；可选手太阴肺经的列缺穴；可选足太阴脾经的血海、阴陵泉、三阴交穴；选足阳明胃经的头维穴。

刮痧方法

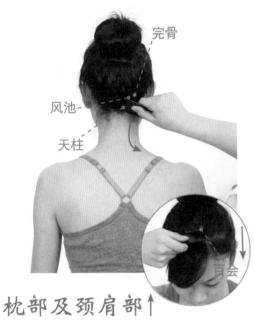

枕部及颈肩部↑

用刮痧板的圆角点按百会穴。沿枕部自上而下向肩部刮拭，重点加强完骨、风池、天柱穴的刮拭。

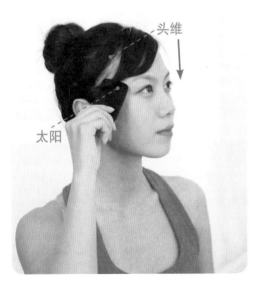

面部↑

用刮痧板的圆角分别点按头维、太阳穴。

前臂及手部↓

沿前臂后侧自上而下刮拭，由曲池穴经外关穴刮拭至合谷穴，重点加强曲池、外关、合谷穴。用刮痧板的圆角点按列缺穴。

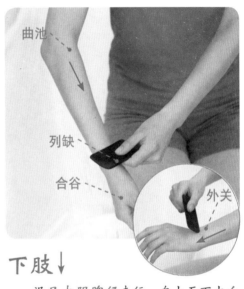

下肢↓

沿足太阴脾经走行，自上而下由血海穴刮拭至阴陵泉穴，重点加强血海、阴陵泉穴。按揉三阴交。

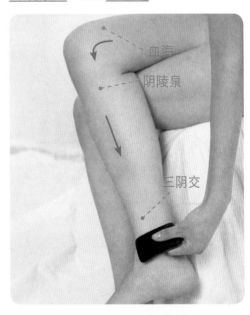

第八节

神经衰弱

　　神经衰弱是由于大脑长期处于紧张状态而导致的神经兴奋与抑制功能失调的神经功能性障碍，属于心理疾病的一种。神经衰弱多发于青壮年，尤其以脑力劳动者及学生群体多见。患者易兴奋、易激动、易疲劳，常有失眠、头痛、抑郁、注意力涣散、记忆力减退和情感障碍等表现。

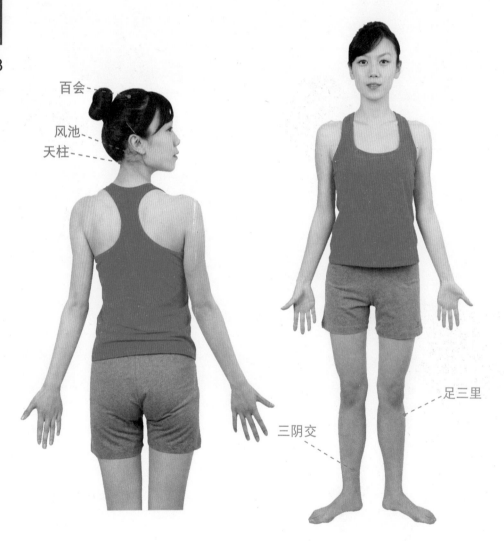

百会

风池

天柱

足三里

三阴交

❀ 选穴取穴

　　神经衰弱选督脉的百会穴，可升清健脑；选足少阳胆经的风池穴，可清火泻热；选足阳明胃经的足三里穴和足太阴脾经的三阴交穴，可调理全身状态、宁心安神；选足太阳膀胱经的天柱穴，可醒脑开窍。

刮痧方法

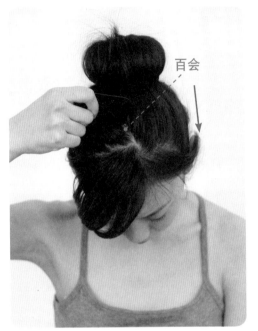

百会

小腿前侧↓

沿足阳明胃经走行，由外膝眼自上而下刮拭，重点加强足三里穴。

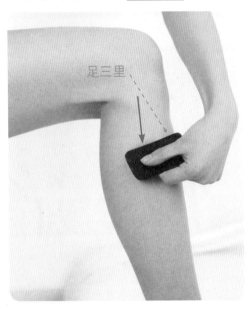

足三里

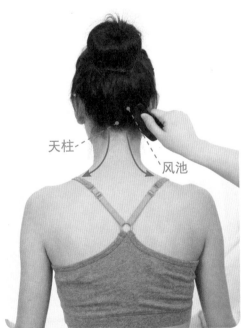

天柱

风池

小腿内侧↓

沿足太阴脾经走行，自上而下刮拭至足内踝上方，重点加强三阴交穴。

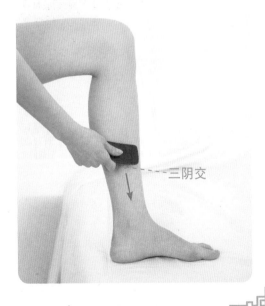

三阴交

头部↑

用刮痧板的圆角点按百会穴。沿项部肌肉走行，自上而下刮拭，重点加强风池、天柱穴。

神经官能症

神经官能症，又称神经症、精神症，是一组轻型精神障碍的总称，通常由心理因素导致而没有器质性病变。患者发病通常与不良的人格因素、社会心理因素有关。 患者症状复杂多样，表现为焦虑、持续的紧张心情、注意力不集中、反应迟钝、记忆力下降、失眠妄想，以及心悸、出汗等躯体不适。

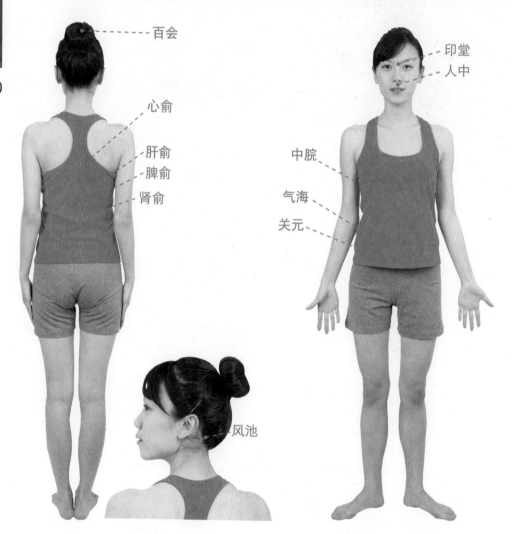

百会
印堂
人中
心俞
中脘
肝俞
脾俞
气海
肾俞
关元
风池

❀ 选穴取穴

神经官能症选督脉的百会、人中穴和经外奇穴的印堂穴，可醒脑开窍；选足少阳胆经的风池穴；选足太阳膀胱经的心俞、肝俞、脾俞、肾俞穴；可选任脉的中脘、关元、气海穴。

刮痧方法

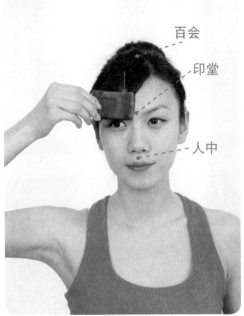

百会
印堂
人中

腰背部↓

沿足太阳膀胱经走行，自上而下由心俞穴刮拭至肾俞穴，重点加强心俞、肝俞、脾俞、肾俞穴。

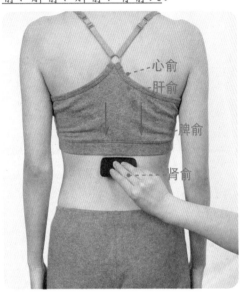

心俞
肝俞
脾俞
肾俞

腹部↓

沿腹部正中线，自上而下由中脘穴刮拭至关元穴，重点加强中脘、关元、气海穴。

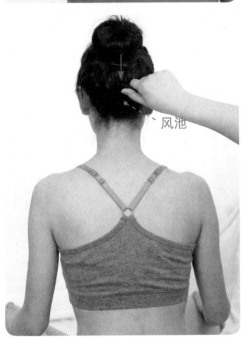

风池

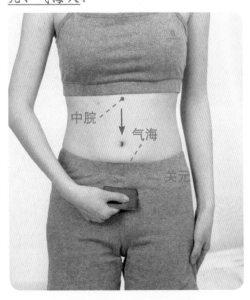

中脘
气海
关元

头面部↑

用刮痧板的圆角分别点按百会、印堂、人中穴。沿足少阳胆经走行，自上而下刮拭后头部，重点加强风池穴。

随着年龄的增长，父母也在一点点老去，身体免疫力也在下降。而刮痧是一种无副作用的绿色疗法。扶正祛邪，调理气血，十分适合老年人使用。作为儿女，为父母刮痧，轻松调理父母的身体。给父母一个健康的晚年，这是儿女应尽的一份孝心。

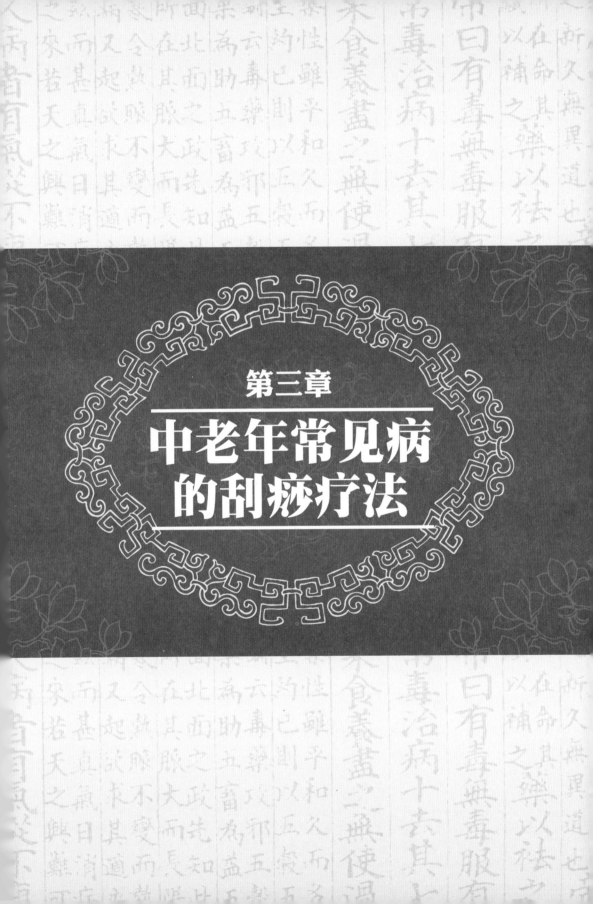

第三章

中老年常见病
的刮痧疗法

第一节 | 高血压

高血压病是以体循环动脉血压增高为主要临床特征，并伴有血管、心、脑、肾等器官病理性改变的全身性疾病，常伴有头晕、头痛、眼花、耳鸣、烦躁、失眠、眼底动脉普遍或局部变窄、左心室肥大，严重者可致左心衰竭、脑出血、高血压脑病、肾衰竭、视网膜出血等。

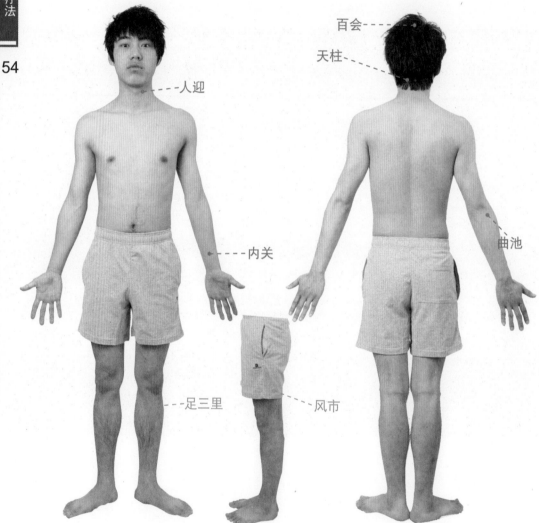

❀ 选穴取穴

高血压可选督脉的百会穴；选足太阳膀胱经的天柱穴和足少阳胆经的风市穴，可泻肝胆之火、滋补精血；可选手阳明大肠经的曲池穴；可选手厥阴心包经的内关穴，可宁心除烦；可选足阳明胃经的人迎、足三里穴，可生气化源。

刮痧方法

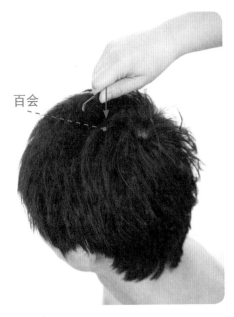

背部 ↓

沿足太阳膀胱经走行，自上而下由天柱穴刮拭至腰背部，重点加强天柱穴的刮拭。

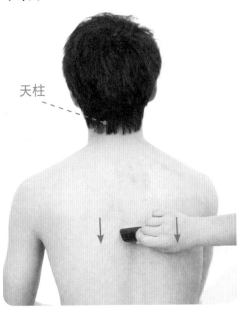

头部 ↑

用刮痧板的圆角点按百会穴。

局部痛点 ↓

分别点按或刮拭风市、足三里穴。

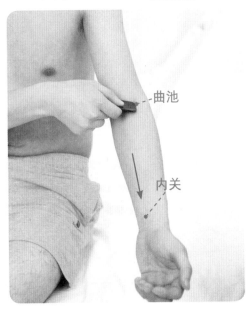

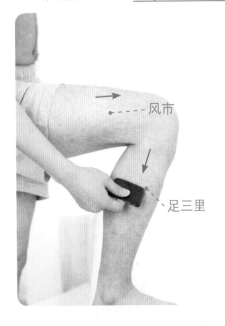

肘部 ↑

沿手厥阴心包经走行，自上而下由肘部刮拭至腕部，重点加强内关穴。点按或刮拭曲池穴。

糖尿病

糖尿病是一种由遗传基因决定的全身慢性代谢性疾病，由于体内胰岛素的相对或绝对不足而引起糖、脂肪和蛋白质代谢的紊乱。其主要特点是高血糖及其糖尿。临床表现早期无症状，发展到症状期临床上可出现多尿、多食、多饮、疲乏、消瘦等症候群，严重时发生酮症酸中毒。

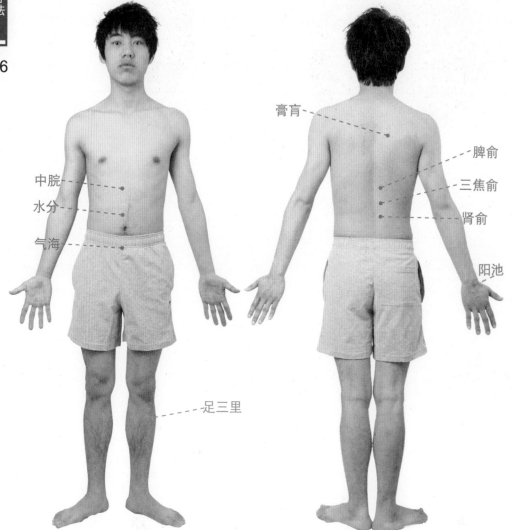

膏肓

脾俞

三焦俞

肾俞

阳池

中脘

水分

气海

足三里

❀ 选穴取穴

糖尿病选任脉的中脘、水分、气海穴，可和胃补肾、壮阳益气；足太阳膀胱经的脾俞、三焦俞、膏肓、肾俞穴，手少阳三焦经的阳池穴，可生津止渴；足阳明胃经的足三里穴，可调理脾胃。

刮痧方法

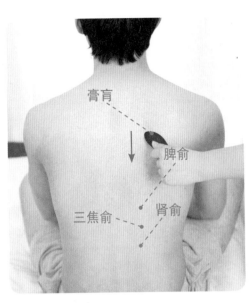

腰背部↑

沿足太阳膀胱经走行，自上而下由膏肓穴刮拭至肾俞穴，重点加强脾俞、三焦俞、膏肓、肾俞穴。

腹部↑

沿任脉走行，自上而下由中脘穴刮拭至气海穴，重点加强中脘、水分、气海穴的刮拭。

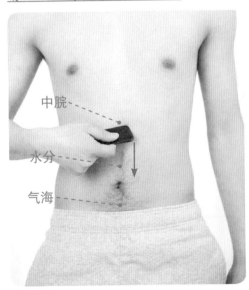

腕部↓

用刮痧板的圆角点按或刮拭阳池穴。

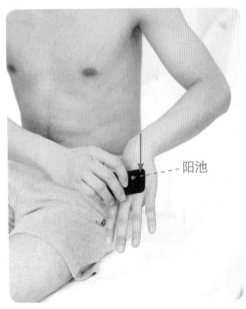

小腿前外侧↓

用刮痧板的圆角点按或刮拭足三里穴。

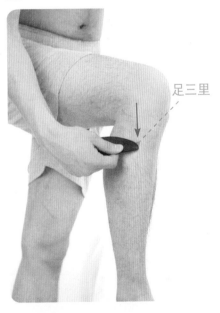

偏 瘫

　　偏瘫指脑血管疾病及时治疗无生命危险而留有肢体功能障碍的病症，表现为意识清醒，可有发音不清、饮呛咳、吞咽不利、上下肢运动协同不能、半身瘫痪、关节强直和肌肉萎缩等。

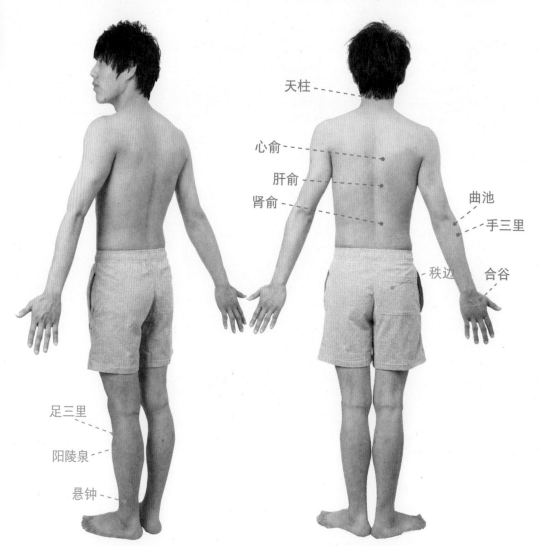

天柱
心俞
肝俞
肾俞
曲池
手三里
秩边
合谷
足三里
阳陵泉
悬钟

❈ 选穴取穴

　　偏瘫选足太阳膀胱经的天柱、心俞、肝俞、肾俞、秩边穴，可通调气血、改善脏腑功能；选手阳明大肠经的曲池、手三里、合谷穴，可改善上肢功能；选足少阳胆经的阳陵泉、悬钟穴和足阳明胃经的足三里穴，可疏通下肢气血。

刮痧方法

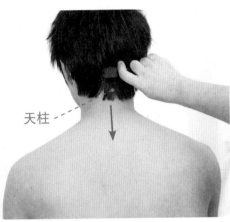

前臂外侧↓

沿手阳明大肠经走行，自上而下由曲池穴刮拭至合谷穴，重点加强曲池、手三里、合谷穴。

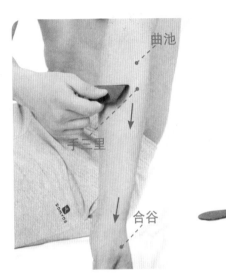

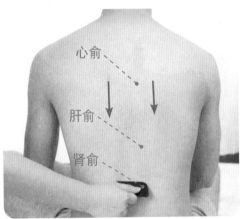

下肢外侧↓

沿足少阳胆经走行，自上而下刮拭至悬钟穴，重点加强阳陵泉、悬钟穴。用刮痧板的圆角点按或刮拭足三里穴。

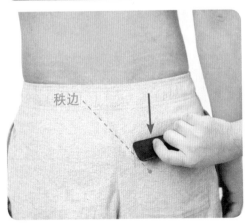

颈背部↑

沿足太阳膀胱经走行，自上而下由天柱穴刮拭至秩边穴，重点加强天柱、心俞、肝俞、肾俞、秩边穴。

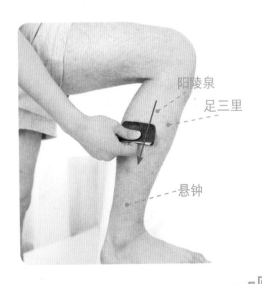

第四节 冠心病

冠心病是冠状动脉粥样硬化使管腔狭窄或阻塞，导致心肌缺血、缺氧而引起的心脏病。40岁以上的中老年人、妇女绝经后发病率较高。常见有心电图改变，偶有心悸、胸闷、心前区疼痛、心烦易怒、失眠，急性发作时胸骨后或心前区剧痛，向左肩臂放射，大汗淋漓，呼吸困难，心律失常，心力衰竭，甚至猝死。

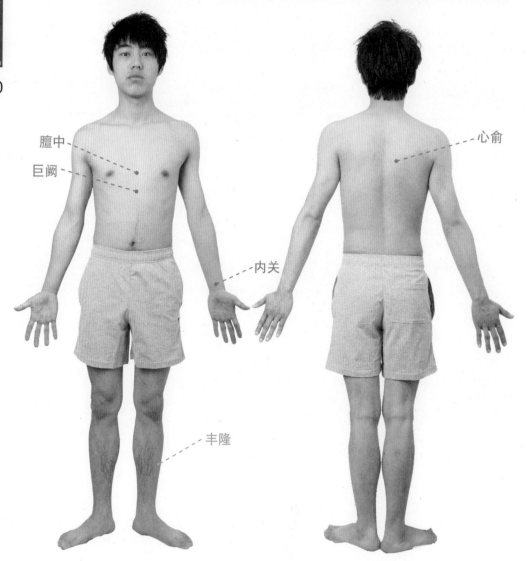

膻中
巨阙
心俞
内关
丰隆

❋ 选穴取穴

冠心病选足太阳膀胱经的心俞穴，可通畅气血；选任脉的膻中、巨阙穴；选手厥阴心包经的内关穴，可通络三焦；选足阳明胃经的丰隆穴，可理气宽胸。

刮痧方法

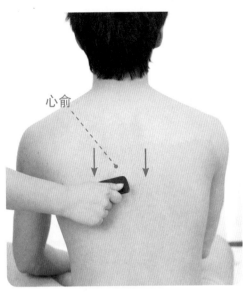

背部↑

　　沿<u>足太阳膀胱经</u>走行，自<u>心俞穴</u>向下刮拭，重点加强<u>心俞穴</u>。

小腿前侧↓

用刮痧板的圆角点按或刮拭<u>丰隆穴</u>。

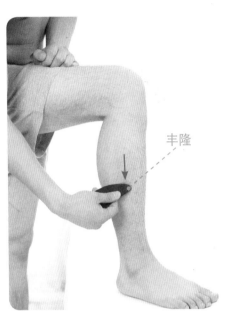

腕部↓

刮痧板的圆角点按或刮拭<u>内关穴</u>。

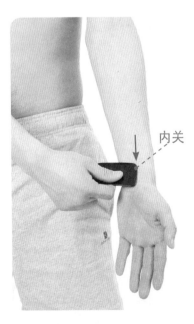

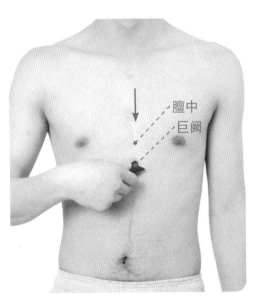

胸部↑

　　沿<u>任脉</u>走行，自上而下由<u>膻中穴</u>刮拭至<u>巨阙穴</u>，重点加强<u>膻中、巨阙穴</u>。

心绞痛

　　心绞痛是冠状动脉供血不足，心肌发生急剧的、暂时性的缺血、缺氧所致的病症。常因劳累、激动、遇寒、饱餐等因素诱发，表现为发作时突然胸骨后压榨性疼痛，可放射至心前区与左上肢内侧等部位，休息或含服硝酸甘油制剂可迅速缓解，伴有心率加快、出冷汗、呼吸困难等。

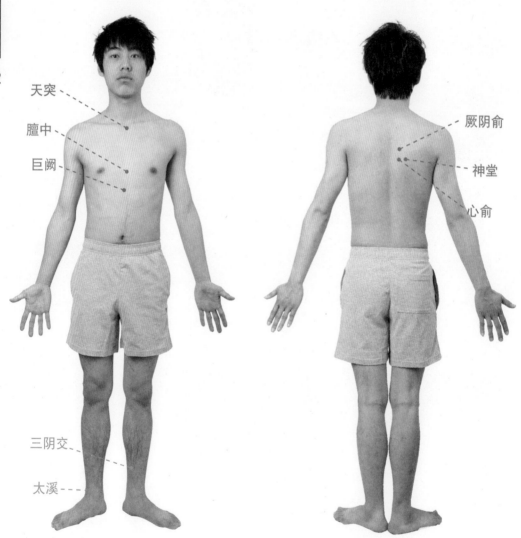

天突
膻中
巨阙

厥阴俞
神堂
心俞

三阴交
太溪

❀ 选穴取穴

　　心绞痛选足太阳膀胱经的厥阴俞、神堂、心俞穴，可治心脏急症；选任脉的天突、膻中、巨阙穴；选足太阴脾经的三阴交穴和足少阴肾经的太溪穴，可健脾益肾。

刮痧方法

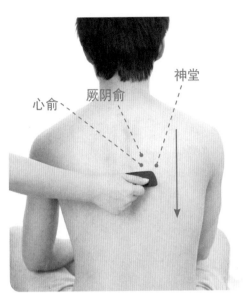

背部↑

沿**足太阳膀胱经**走行，自上而下由**厥阴俞穴**刮拭至**神堂穴**，重点加强**心俞、神堂、厥阴俞穴**的刮拭。

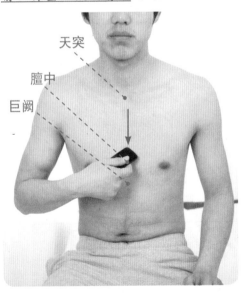

胸部↑

沿**任脉**走行，自上而下由**天突穴**刮拭至**巨阙穴**，重点加强**天突、膻中、巨阙穴**的刮拭。

小腿内侧↓

沿小腿自上而下由**三阴交穴**刮拭至**太溪穴**，重点加强三阴交、太溪穴的刮拭。

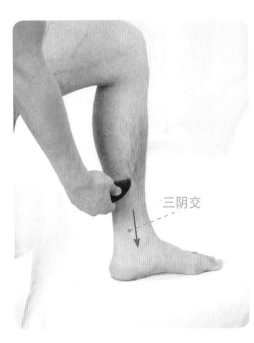

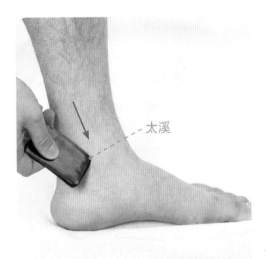

脑动脉硬化

脑动脉硬化指动脉粥样硬化、小动脉硬化、变性所引起的全脑组织改变，神经功能障碍，多见于50岁以上的人，男性多于女性，与经常喝酒或合并糖尿病、高血压、高血脂症有关。表现有头痛、眩晕、记忆力减退、喜怒无常、失眠、耳鸣、肢体麻木、反应迟钝，甚至痴呆。

64

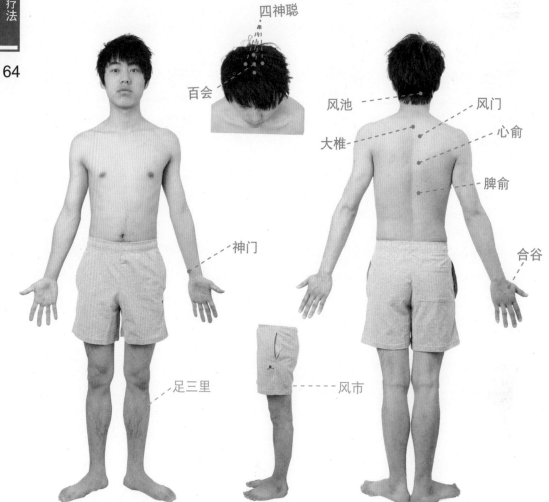

四神聪
百会
风池
风门
大椎
心俞
脾俞
神门
合谷
足三里
风市

🏵 选穴取穴

脑动脉硬化选足太阳膀胱经的心俞、脾俞、风门穴和手少阴心经的神门穴、足阳明胃经的足三里穴，可益气养血、通经活络；选经外奇穴的四神聪穴，可醒脑通窍；选督脉的百会、大椎穴；选足少阳胆经的风池、风市穴和手阳明大肠经的合谷穴，可活血祛风。

刮痧方法

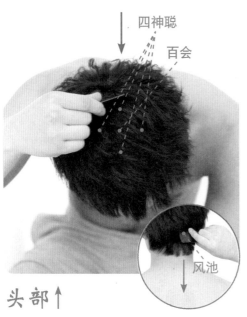

头部↑

用刮痧板的圆角分别点按百会、四神聪、风池穴。

手部↓

用刮痧板的圆角分别点按或刮拭神门、合谷穴。

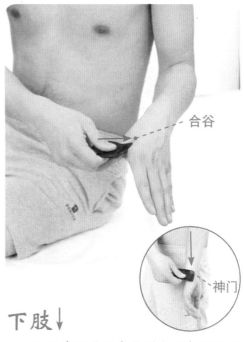

下肢↓

用刮痧板的圆角分别点按或刮拭风市、足三里穴。

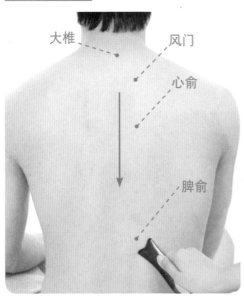

背部↑

沿脊柱自上而下刮拭，由大椎穴刮拭至脾俞穴，重点加强大椎、心俞、脾俞、风门穴的刮拭。

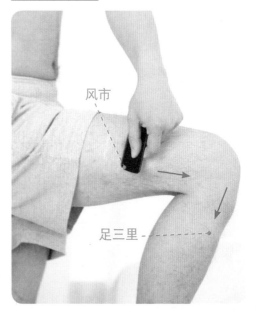

慢性腹泻

慢性腹泻是指腹泻持续或反复出现2个月以上。慢性腹泻既可以由消化系统之外的疾病（如甲亢、糖尿病）或消化系统器官的疾病（如肝胆、胰腺疾病）导致，也可以是因肠功能紊乱引起。慢性腹泻常表现为大便次数增多，便稀，甚至带黏冻、脓血。

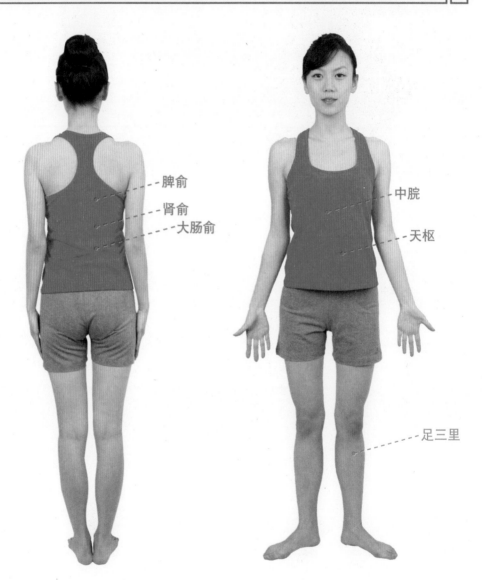

脾俞

肾俞

大肠俞

中脘

天枢

足三里

❋ 选穴取穴

　　慢性腹泻可选任脉的中脘穴，中脘穴是胃经募穴，主治各种消化系统疾病；可选足太阳膀胱经的肾俞、脾俞、大肠俞穴，前者可补肾阳，后两者可调理脾胃、补中益气；选足阳明胃经的天枢、足三里穴，可健中止泻。

刮痧方法

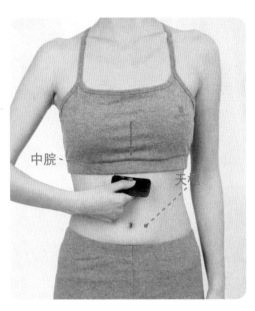

中脘

天枢

腹部↑

　　沿腹部中线心口窝自上而下刮拭至脐周，重点刮拭<u>中脘、天枢穴</u>。

小腿外侧↓

　　沿<u>足阳明胃经</u>走行，由外膝眼自上而下刮拭，重点刮拭<u>足三里穴</u>。

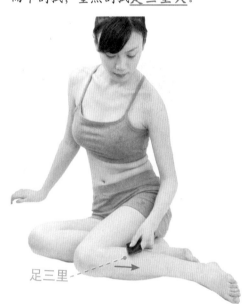

足三里

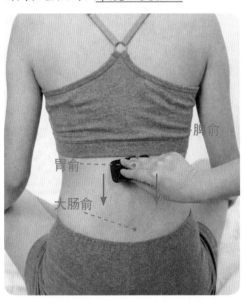

脾俞

胃俞

大肠俞

腰背部↑

　　沿<u>足太阳膀胱经</u>走行，由上至下分别刮拭脊柱两侧，重点加强<u>脾俞、肾俞、大肠俞穴</u>的刮拭。

刮痧小提示

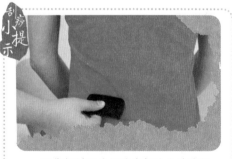

　　腰背部循行的经脉有督脉和膀胱经，因此腰背部刮痧有以下保健作用：

　　1.治疗腰背疼痛、肩部疼痛、下肢疼痛。

　　2.预防和治疗感冒、咳嗽、发热、食欲不振、胃痛、便秘、胸肋胀痛、肝郁气滞等症，调节脏腑功能。

　　3.保护脊柱，缓解骨关节疾病。改善脊柱两侧肌肉韧带的不平衡，消除不合理的受力，避免或减缓骨关节疾病的发展，延缓脊椎退化。

便 秘

便秘是指排便次数减少和粪便干燥难解。一般每周排便少于2～3次，或进食后48小时未能排出，或每天一次但是感觉排便困难、排便不净、排便不畅等，都是便秘。便秘主要分肠蠕动能力降低，如过度肥胖、年老体弱、怀孕而导致的功能性便秘，以及消化道结构改变，如肠道肿瘤、肠粘连等导致的器质性便秘两种。

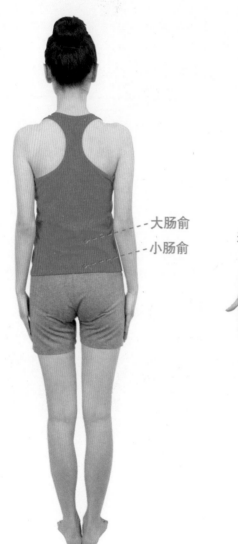
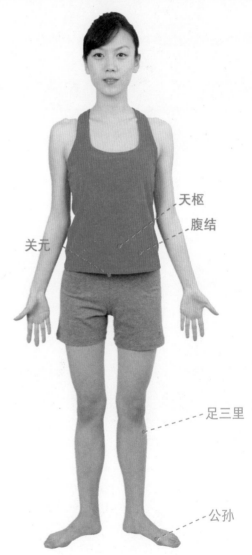

大肠俞
小肠俞
天枢
腹结
关元
足三里
公孙

❈ 选穴取穴

便秘选任脉的关元穴，可培元固本、补益下焦；选足太阳膀胱经的大肠俞、小肠俞穴，可润肠通便；可选足太阴脾经的腹结、公孙穴，前者可行气导滞，后者可益气通便；选足阳明胃经的天枢、足三里穴，可补脾益气。

刮痧方法

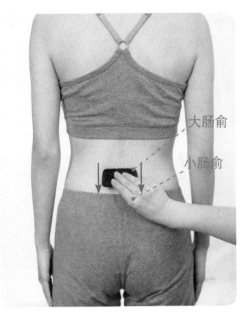

大肠俞
小肠俞

腰部↑

　　沿足太阳膀胱经走行，由上而下刮拭，重点刮拭大肠俞、小肠俞穴。

小腿外侧↓

　　沿足阳明胃经走行，由外膝眼自上而下刮拭，重点加强足三里穴的刮拭。

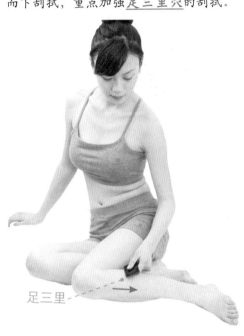

足三里

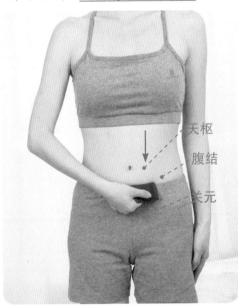

天枢
腹结
关元

腹部↑

　　围绕脐周，由上而下刮拭，重点加强天枢、腹结、关元穴的刮拭。

足内侧↓

　　点按或刮拭公孙穴。

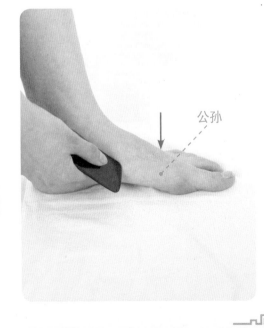

公孙

痔疮

痔疮是指直肠底部及肛门黏膜的静脉丛发生曲张而形成的静脉团，根据位置的不同，可分为内痔、外痔和混合痔三种。痔疮患者有大便出血、疼痛、直肠坠痛、肿物脱出、流出分泌物、肛门及肛周肌肤出血瘙痒等表现。

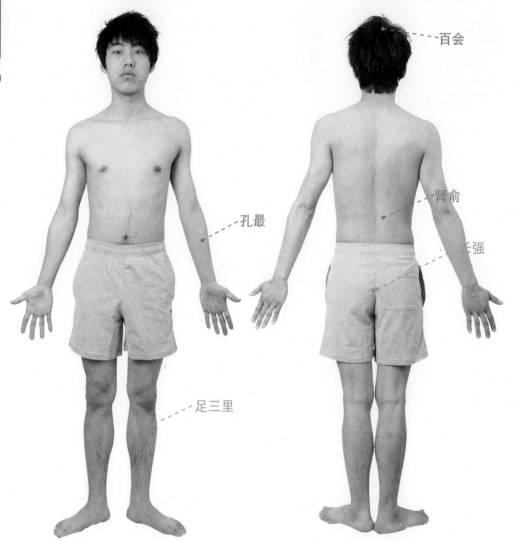

百会

肾俞

长强

孔最

足三里

❀ 选穴取穴

痔疮可选督脉的百会、长强穴；选手太阴肺经的孔最穴，可清泻脏腑；选足太阳膀胱经的肾俞穴与长强穴，可疏导膀胱经气、消淤滞；选足阳明胃经的足三里穴与百会穴，可益气升提。

刮痧方法

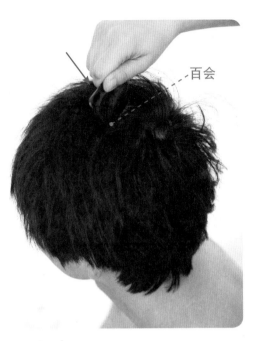

百会

腰骶部↓

沿脊柱由上而下刮拭，重点加强肾俞、长强穴的刮拭。

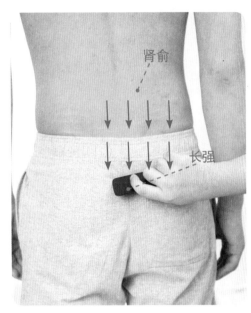

肾俞

长强

头部↑

用刮痧板的圆角点按百会穴。

小腿前外侧↓

点按或刮拭足三里穴。

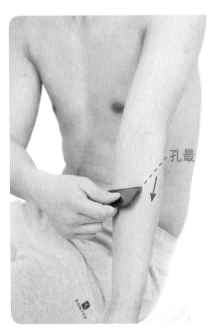

孔最

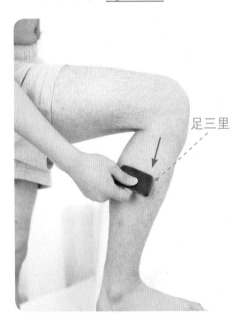

足三里

前臂内侧↑

点按或刮拭孔最穴。

肩周炎

肩关节周围炎简称为肩周炎，指肩关节及其周围的滑囊、肌腱、韧带等组织的变性疾病。特点是肩部逐渐产生疼痛，夜间为甚，逐渐加重；肩关节活动功能受限，而且日益加重，半年或2年后疼痛或逐渐消失，活动范围可缓慢恢复，好发于40～50岁，以女性多见。

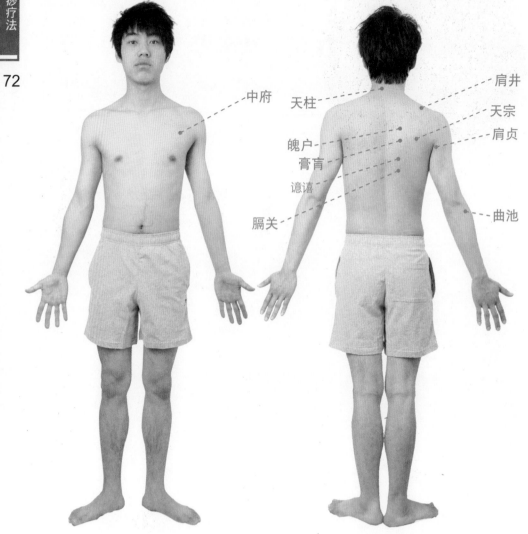

中府　天柱　肩井　天宗　肩贞　魄户　膏肓　谚谑　曲池　膈关

❈ 选穴取穴

肩周炎选足少阳胆经的肩井穴和手太阳小肠经的天宗、肩贞穴，可通络止痛；选手阳明大肠经的曲池穴，可祛湿；选足太阳膀胱经的天柱、魄户、膏肓、谚谑、膈关穴，可化瘀通络；选手太阴肺经的中府穴，可疏瘀通阻。

刮痧方法

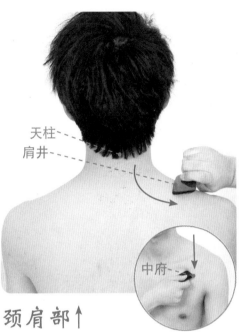

肩背部↓

沿背部正中线，自上而下刮拭两侧肩胛及足太阳膀胱经，重点加强魄户、膏肓、譩譆、膈关穴的刮拭。

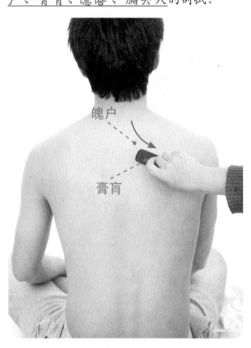

颈肩部↑

沿颈肩部肌肉走行，自上而下由天柱穴刮拭至中府穴，重点加强天柱、肩井、中府穴的刮拭。

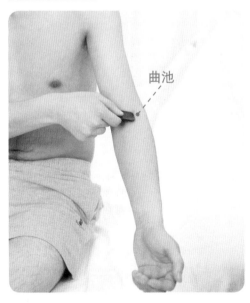

前臂背侧↑

用刮痧板的圆角点按或刮拭曲池穴。

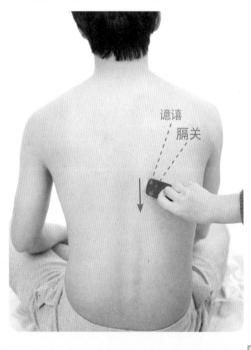

腰肌劳损

腰肌劳损是腰骶部肌肉、韧带、筋膜等软组织的慢性损伤。本病好发于中老年人，腰部或腰骶部酸痛或肿痛，反复发作。疼痛可在劳累后或气候变化如阴雨天气时加重，病多反复，缠绵不愈。

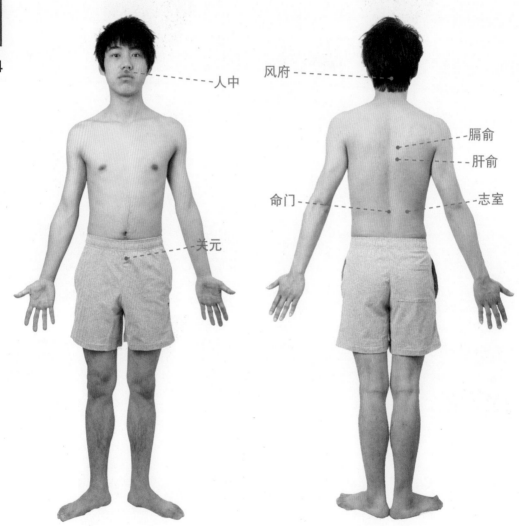

人中

风府

膈俞

肝俞

命门

志室

关元

❀ 选穴取穴

腰肌劳损选督脉的风府、命门、人中穴，可行气化瘀、温肾益精；可选任脉的关元穴；可选足太阳膀胱经的膈俞、肝俞、志室穴，可补气、化瘀、止痛。

刮痧方法

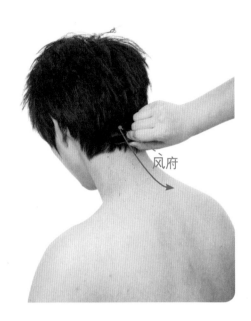

枕部↑

用刮痧板的圆角点按或刮拭风府穴。

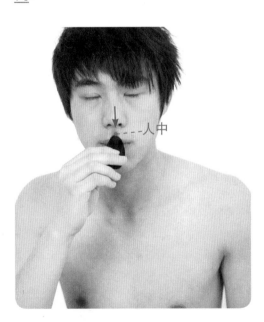

面部↑

用刮痧板的圆角点按人中穴。

下腹部↓

用刮痧板的圆角点按或刮拭关元穴。

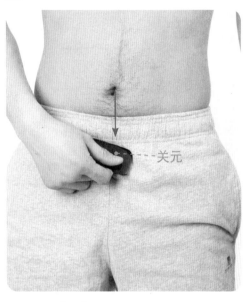

腰骶部↓

沿脊柱自上而下刮拭，由膈俞穴刮拭至命门穴，重点加强命门、膈俞、肝俞、志室穴的刮拭。

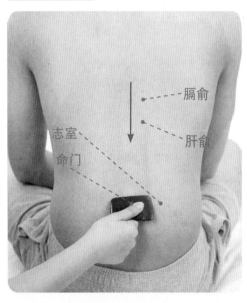

第十二节 风湿性关节炎

　　风湿性关节炎典型表现为多发性关节炎，多对称性地累及膝、踝、肩、腕、肘、髋等大关节，关节局部红肿热痛。症状在关节间游移不定，亦可同时累及几个关节。受累关节不化脓，有时可波及手、足小关节及脊柱关节。

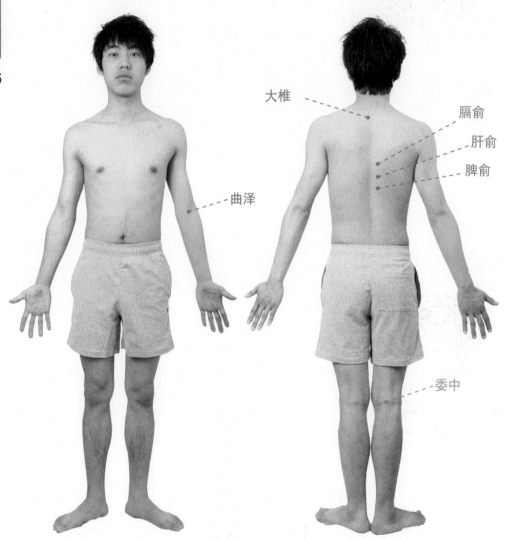

❈ 选穴取穴 ❈

　　风湿性关节炎选足太阳膀胱经的膈俞、肝俞、脾俞、委中穴，可健脾益气、凉血消肿；可选督脉的大椎穴；手厥阴心包经的曲泽穴，可泻热邪、消肿痛；选局部阿是穴，可化瘀止痛。

刮痧方法

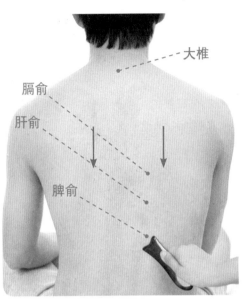

背部↑

　　沿脊柱自上而下刮拭，由<u>大椎穴</u>刮拭至腰部，重点加强<u>大椎、膈俞、肝俞、脾俞穴</u>的刮拭。

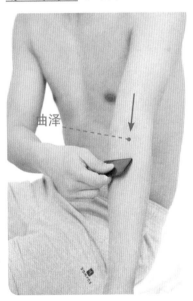

肘部↑

　　用刮痧板的圆角点按或刮拭<u>曲泽穴</u>。

膝部↓

　　用刮痧板的圆角点按或刮拭<u>委中穴</u>。

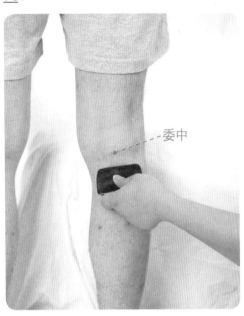

局部痛点↓

　　用刮痧板的圆角分别刮拭<u>阿是穴</u>。

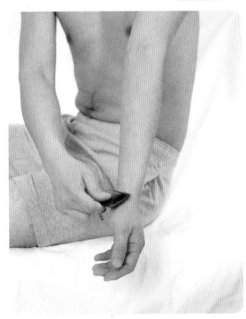

第十三节 尿频、尿失禁

正常成人白天排尿4～6次，夜间0～2次，次数明显增多即为尿频。尿失禁是指丧失排尿的自控能力，尿液不自主地流出。尿频的原因较多，包括神经精神因素、病后体虚、患寄生虫病等。尿失禁则是由于膀胱括约肌损伤或神经功能障碍导致。

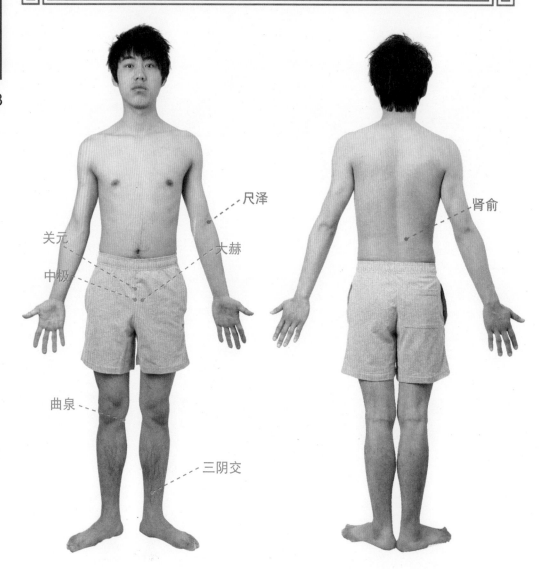

尺泽

关元

大赫

中极

肾俞

曲泉

三阴交

❀ 选穴取穴

尿频、尿失禁选足太阳膀胱经的肾俞穴，可补肾气；选足厥阴肝经的曲泉穴，可疏肝气；选手太阴肺经的尺泽穴；选足少阴肾经的大赫穴，可散热生气；选足太阴脾经的三阴交穴，可疏通脾经经气；选任脉的关元、中极穴，可梳理膀胱气机。

刮痧方法

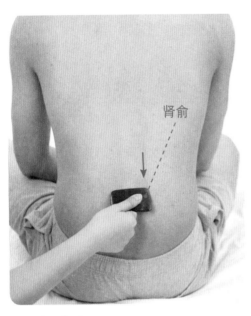

腰部↑

  沿足太阳膀胱经走行，由上向下刮拭，重点刮拭肾俞穴。

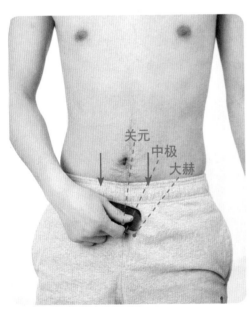

腹部↑

  围绕脐部由上而下刮拭，重点加强关元、中极、大赫穴的刮拭。

上肢↓

  点揉或刮拭尺泽穴。

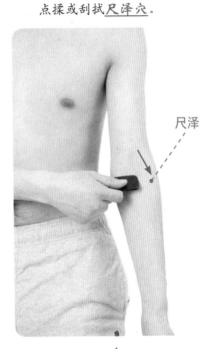

下肢内侧↓

  点揉或刮拭曲泉、三阴交穴。

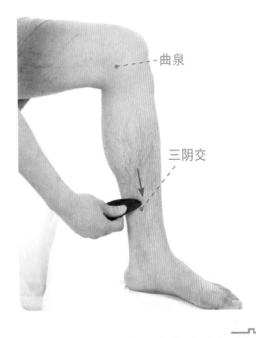

第十四节 | 耳 聋

耳聋是指不同程度的听力下降，轻则耳失聪敏、听声不远或闻声不真，重则听力消失。

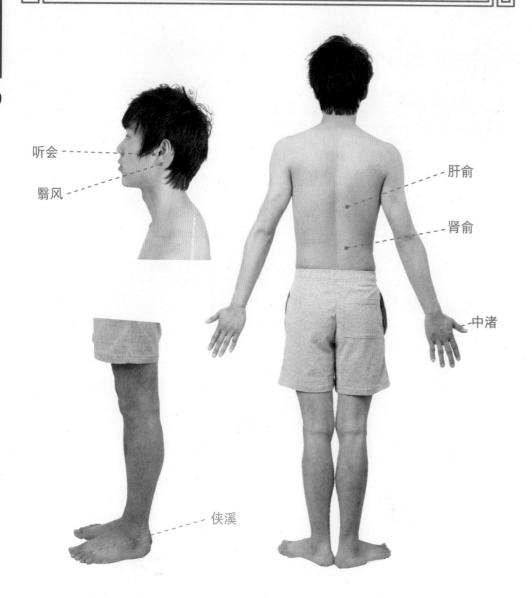

听会
翳风
肝俞
肾俞
中渚
侠溪

✿ 选穴取穴

耳聋选手少阳三焦经的翳风、中渚穴和足少阳胆经的听会、侠溪穴，可通耳窍、舒经络；足太阳膀胱经的肝俞、肾俞穴，可滋补肝肾。

刮痧方法

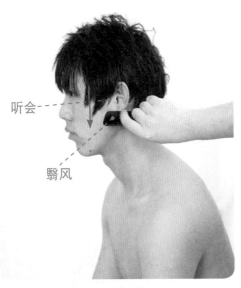

听会

翳风

耳部↑

用刮痧板的圆角点按或刮拭<u>听会</u>、<u>翳风穴</u>。

手背↓

用刮痧板的圆角点按或刮拭<u>中渚穴</u>。

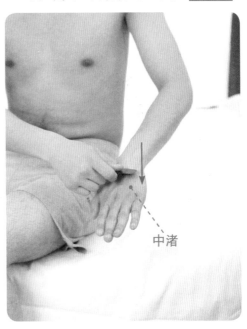

中渚

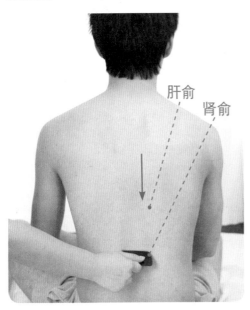

肝俞

肾俞

背部↑

沿<u>足太阳膀胱经</u>走行，自上而下由<u>肝俞穴</u>刮拭至<u>肾俞穴</u>，重点加强<u>肝俞</u>、<u>肾俞穴</u>的刮拭。

足外侧↓

用刮痧板的圆角点按<u>侠溪穴</u>。

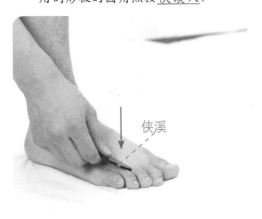

侠溪

耳 鸣

耳鸣指耳内自觉有声，鸣响不止，甚或妨碍听觉的一种疾病。常见病因如药物中毒、急性传染病、噪声损伤、颅脑外伤及老年性耳聋等。

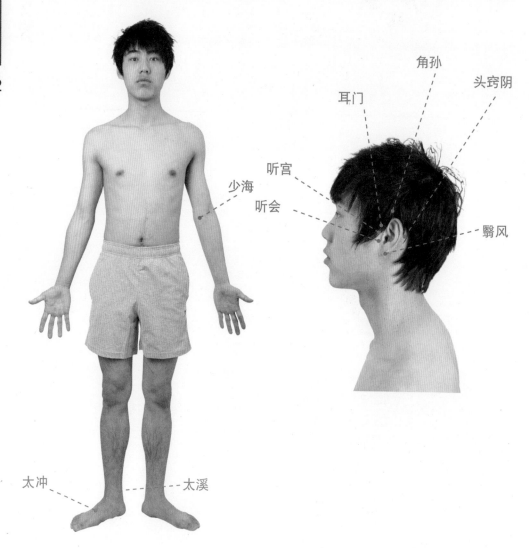

❀ 选穴取穴

耳鸣选手太阳小肠经的听宫穴和足少阳胆经的头窍阴、听会穴，手少阳三焦经的耳门、翳风、角孙穴，可通耳窍；可选手少阴心经的少海穴；足少阴肾经的太溪穴，可益肾养阴；足厥阴肝经的太冲穴，可泻肝火。

刮痧方法

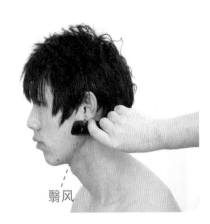

翳风

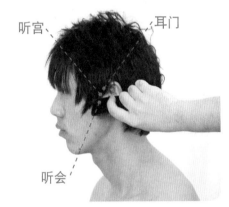

听宫、 耳门

听会

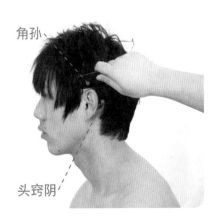

角孙、

头窍阴

耳部↑

用刮痧板的圆角围绕耳郭刮拭，重点加强听宫、头窍阴、听会、耳门、翳风、角孙穴的刮拭。

肘部↓

用刮痧板的圆角刮拭<u>少海穴</u>。

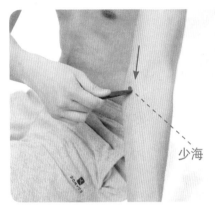

少海

足内侧↓

用刮痧板的圆角分别点按或刮拭<u>太溪、太冲穴</u>。

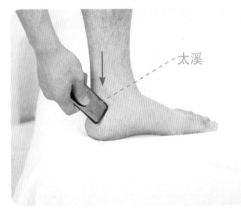

太溪

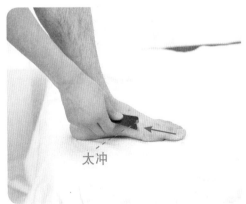

太冲

白内障

第
十
六
节

白内障指晶状体由于年龄因素、眼部疾患、先天因素和外伤等原因引起混浊的统称，其中以老年因素引起的发病率最高，临床表现为早期自觉眼前有固定不动的黑点，或如蝇飞蚊舞，或如隔轻烟薄雾，多先患一眼，继则两眼俱病，可随晶状体混浊进展，视力障碍逐渐加重，最后仅有光感。

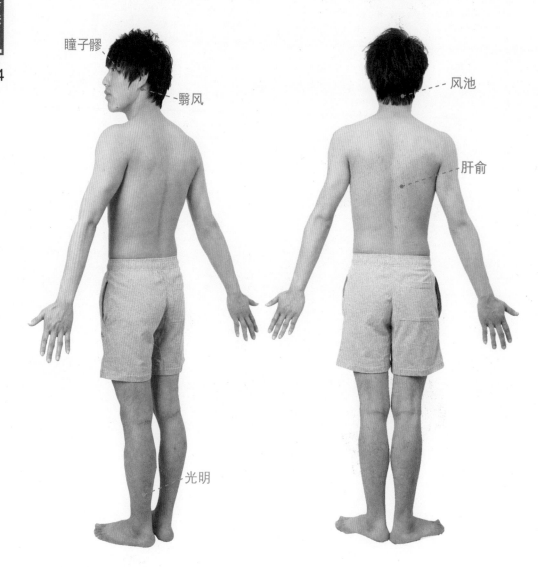

瞳子髎

翳风

风池

肝俞

光明

❀ 选穴取穴

　　白内障选足少阳胆经的瞳子髎、风池、光明穴，可明目；可选手少阳三焦经的翳风穴；足太阳膀胱经的肝俞穴，可滋养肝肾。

刮痧方法

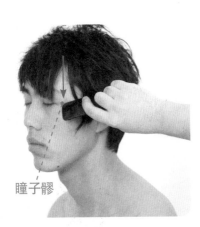

瞳子髎

眼部↑

用刮痧板的圆角点按瞳子髎穴。

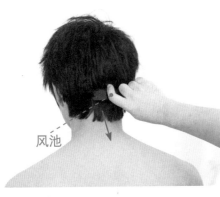

风池

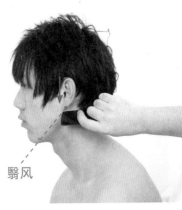

翳风

耳周↑

用刮痧板的圆角分别点按或刮拭翳风、风池穴。

背部↓

沿足太阳膀胱经走行，自上而下刮拭肝俞穴上下，重点加强肝俞穴。

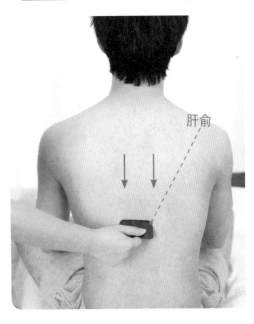

肝俞

小腿前外侧↓

刮拭光明穴。

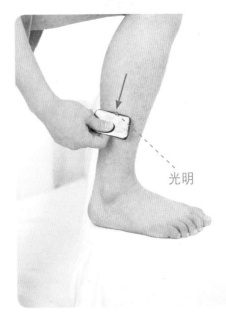

光明

青光眼

青光眼又称"青盲"，是以眼球内压增高为主症的眼部疾病，也是致盲率最高的眼病之一。临床上分为原发性青光眼、继发性青光眼和先天性青光眼。

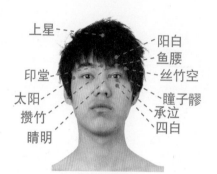

上星　阳白　鱼腰　丝竹空
印堂　瞳子髎
太阳　承泣
攒竹　四白
睛明

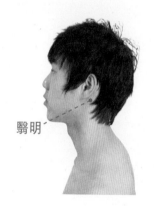

翳明

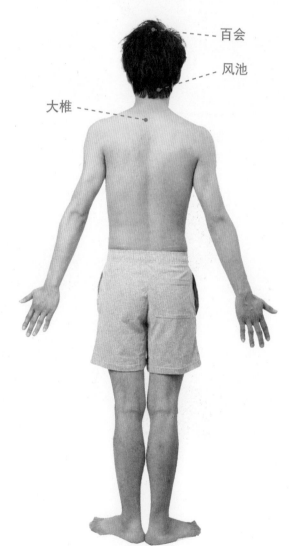

百会
风池
大椎

❀ 选穴取穴

青光眼选眼周的睛明、攒竹、鱼腰、阳白、丝竹空、瞳子髎、太阳、承泣、四白穴，可醒目通窍；经外奇穴的翳明穴，可治眼疾；可选足少阳胆经的风池穴；可选督脉的印堂、上星、百会、大椎穴，可统督一身阳气。

刮痧方法

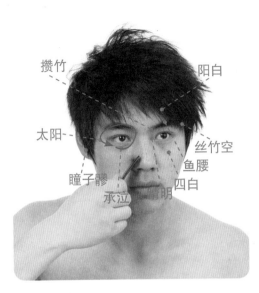

攒竹　阳白　太阳　丝竹空　鱼腰　瞳子髎　四白　承泣　睛明

眼部↑

用刮痧板的圆角围绕眼眶刮拭，重点加强睛明、攒竹、鱼腰、阳白、丝竹空、瞳子髎、太阳、承泣、四白穴的刮拭。

头颈部↓

沿督脉走行，由印堂穴经上星、百会穴向颈部刮拭至大椎穴。

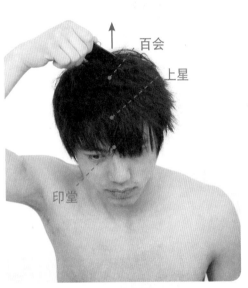

百会　上星　印堂

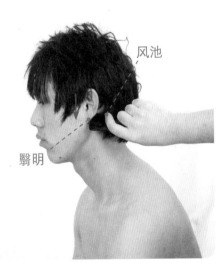

风池　翳明

耳周↑

用刮痧板的圆角点按或刮拭翳明、风池穴。

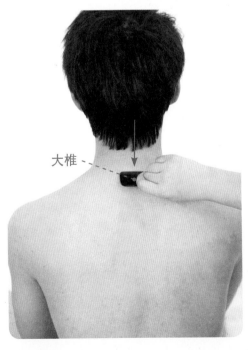

大椎

高脂血症

高脂血症指血脂水平过高，并可直接引起一些严重危害人体健康的疾病，如动脉粥样硬化、冠心病等，该病在中老年人群中发病率高。

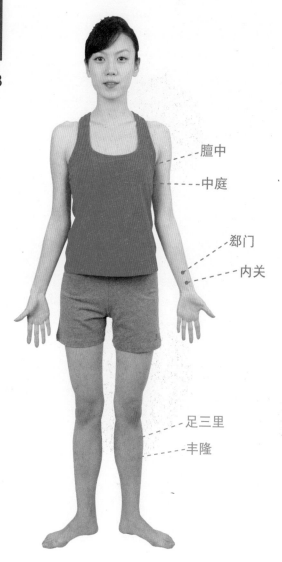

膻中
中庭
郄门
内关
足三里
丰隆

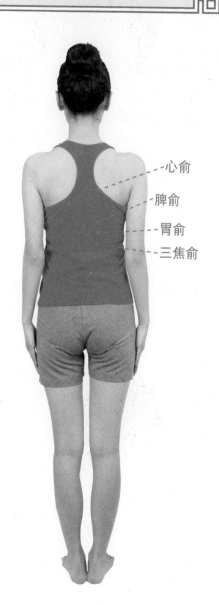

心俞
脾俞
胃俞
三焦俞

❀ 选穴取穴

高脂血症选手厥阴心包经的内关、郄门；足太阳膀胱经的心俞、脾俞、胃俞、三焦俞；任脉的膻中穴、中庭穴；足阳明胃经的足三里穴、丰隆穴。

刮痧方法

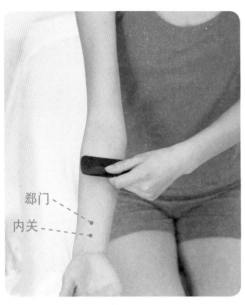

前臂内侧↑

沿手厥阴心包经，自上而下由郄门穴刮拭到内关穴，重点刮拭郄门穴和内关穴。

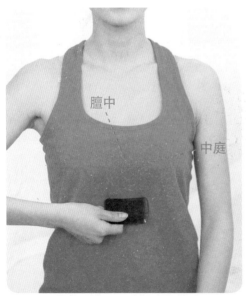

胸部↑

沿任脉，由上而下刮拭胸部膻中穴至中庭穴，重点刮拭膻中穴和中庭穴。

背部↓

沿背部两侧足太阳膀胱经，由上而下刮拭心俞穴、脾俞穴、胃俞穴、三焦俞穴，刮拭后依次点按。

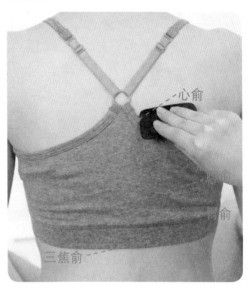

腿部↓

由上而下刮拭腿部足三里穴、丰隆穴，再用刮痧板圆角点依次点按足三里穴、丰隆穴。

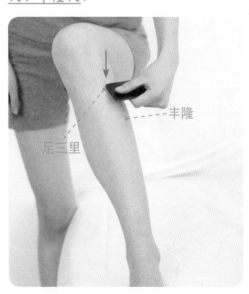

第十九节 哮喘

哮喘是一种常见病、多发病，哮喘急性发作时，若抢救不及时可能会致命。哮喘严重影响患者的日常工作和生活，因此对于哮喘要积极治疗和控制。除了就医诊治外，刮痧也可以很好地辅助治疗哮喘。

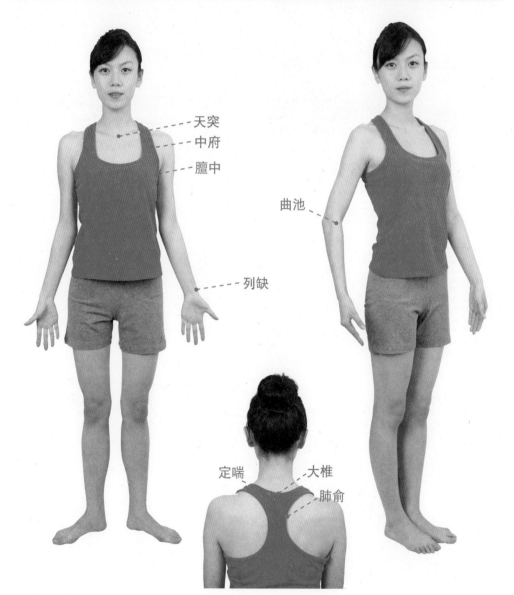

天突
中府
膻中

曲池

列缺

定喘　大椎
肺俞

❀ 选穴取穴

哮喘选手太阴肺经的中府、列缺穴；手阳明大肠经的曲池穴；任脉的天突、膻中穴；督脉的大椎穴；足太阳膀胱经的肺俞穴；经外奇穴定喘穴。

刮痧方法

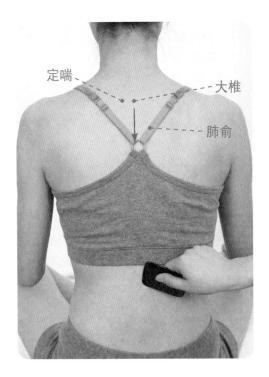

定喘、

大椎

肺俞

胸部↓

自上而下，由天突穴刮拭至膻中穴。刮拭中府穴。

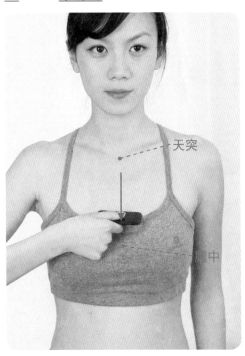

天突

膻中

背部↑

由上而下，刮拭大椎、定喘、肺俞穴，刮拭时速度宜缓慢。

前臂↓

自肘横纹向腕横纹刮拭，重点加强曲池、列缺穴的刮拭。

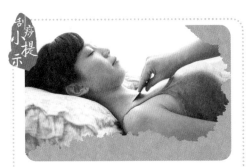

刮痧小提示

哮喘患者刮痧时，一定要保持室内空气清新，夏季避免风扇或者凉风直接吹到刮拭部位，冬季要做好室内保暖措施，避免患者感受外邪。

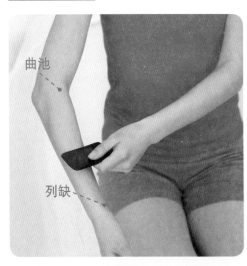

曲池

列缺

第二十节 | 中风后遗症

中风后遗症患者常表现为患侧肢体麻木、瘫痪，口眼歪斜，言语不利，生活不能自理，大小便障碍。中风后遗症的康复除了进行适当的功能锻炼，也可以刮痧辅助治疗康复。

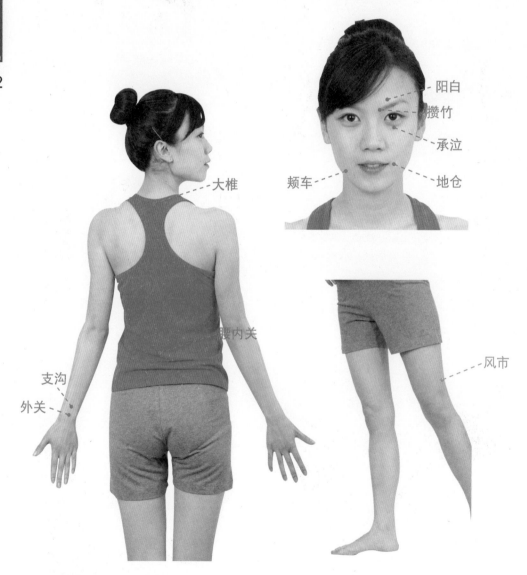

❀ 选穴取穴 ❀

中风后遗症可选足太阳膀胱经的攒竹；足少阳胆经的阳白、风市穴；足阳明胃经的承泣、地仓、颊车穴；督脉的腰阳关、大椎穴；手少阳三焦经的外关、支沟穴。

刮痧方法

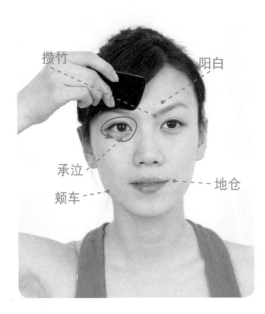

面部↑

用刮痧板的圆角点按面部阳白、地仓、颊车、承泣穴，刮拭攒竹穴。

前臂外侧↓

由肘外侧的外关穴向下刮拭，重点加强支沟、外关穴。

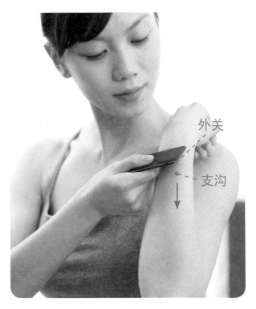

下肢外侧↓

沿足少阳胆经走行，由上往下刮拭，重点刮拭风市穴。

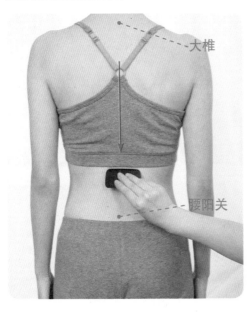

背部↑

沿督脉循行，自上而下由大椎穴刮拭至腰阳关穴。

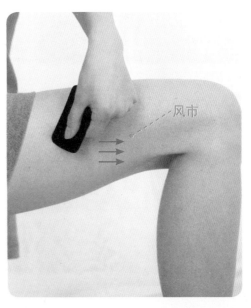

腰椎间盘突出

腰椎间盘突出，简称"腰突"，是因腰椎间盘发生退行性改变或受外伤导致纤维环部分或全部破裂，髓核从破裂处脱出，压迫脊髓或神经根，而出现腰腿放射性疼痛的综合征。患者表现为腰背痛及坐骨神经痛，典型的坐骨神经痛表现为由臀部、大腿后侧、小腿外侧至足跟部或足背的放射痛。疼痛会因咳嗽、排便而加重。

刮痧方法

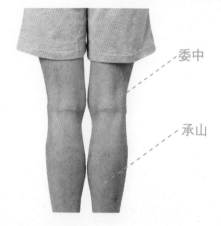

委中

承山

腰部↓

沿脊柱，自上而下刮拭腰椎间盘突出的部位，重点刮拭局部阿是穴。

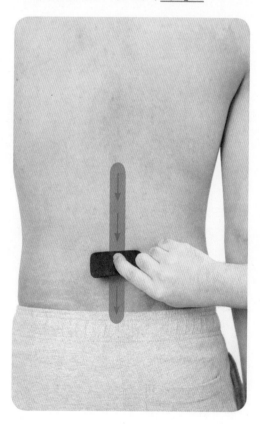

下肢后侧↓

沿足太阳膀胱经走形，自上而下经委中穴刮拭至承山穴，重点加强承山、委中穴的刮拭。

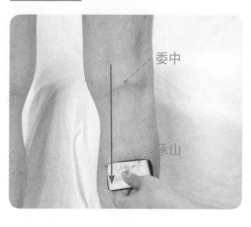

委中

承山

选穴取穴

腰椎间盘突出选足太阳膀胱经的承山、委中穴，可通络止痛、活血化瘀；选局部阿是穴，可疏通局部气血、活络止痛。

第二十二节 足跟痛

足跟痛指在行走或站立时足跟发生疼痛，又称跟痛症。跟骨底面由于慢性劳损或伴有跟骨骨刺，跟骨结节滑囊炎等致足跟痛，是一种常见的中老年慢性疾病，临床表现为足根部跖侧疼痛，站立、行走、负重时加重，足跟底内侧压痛，伴有骨跟结节滑囊炎者，局部有轻度肿胀。

刮痧方法

足外踝↓

沿足太阳膀胱经走行，自仆参穴刮拭至申脉穴，重点加强仆参、申脉穴。

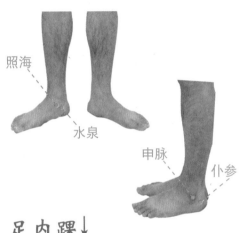

足内踝↓

沿足少阴肾经走行，自照海穴刮拭至水泉穴，重点加强水泉、照海穴。

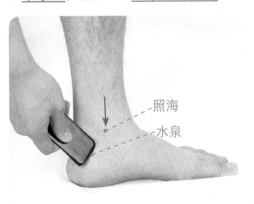

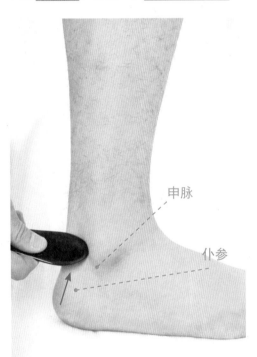

选穴取穴

足跟痛选足太阳膀胱经的仆参、申脉穴，可疏通经络；足少阴肾经的水泉、照海穴，可通络止痛。

女性的健康需要呵护，痛经、乳腺增生、更年期综合征，这些问题常常困扰着女性。现在只需要一个刮痧板，每天坚持对症刮痧，既可以促进新陈代谢，排出毒素，改善血液循环，又可以疏通筋络，减轻疼痛，所以刮痧能帮助女性内外兼修，治疗疾病，美容养颜两不误。

第四章
女性常见病的刮痧疗法

膀胱炎及尿道炎

膀胱炎是细菌由尿道侵入膀胱引起的。临床主要表现为尿频、尿急、尿痛、排尿不畅、下腹部不适等膀胱刺激症状。尿道炎指排尿时痒涩，尿道口灼热痛，尿液混浊，脓性，少数患者有血尿。

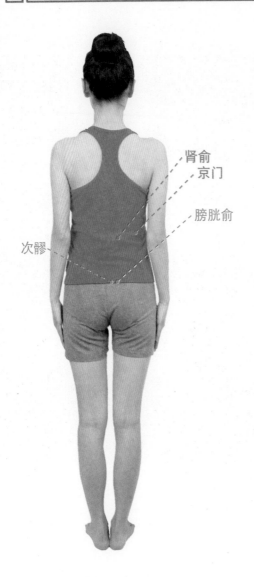
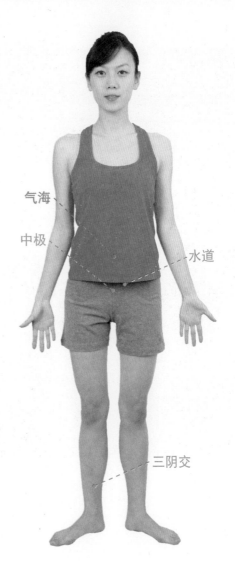

肾俞
京门
膀胱俞
次髎

气海
中极
水道

三阴交

❀ 选穴取穴

膀胱炎及尿道炎选任脉的气海、中极穴，可调和气血、利水通淋；足太阳膀胱经的肾俞、膀胱俞、次髎穴，可补肾、利水；足太阴脾经的三阴交穴，可健脾利湿、生津化血；足阳明胃经的水道穴，可利水通淋；足少阳胆经的京门穴，可通络止痛。

刮痧方法

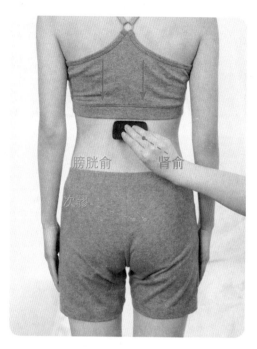

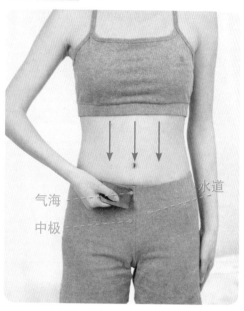

腹部↓

围绕脐部刮拭，重点加强<u>气海、中极、水道穴</u>的刮拭。

腰背部↑

沿<u>足太阳膀胱经</u>走行，自上而下由<u>肾俞穴</u>刮拭至<u>次髎穴</u>，重点加强<u>肾俞、膀胱俞、次髎穴</u>的刮拭。

背部↓

用刮痧板的圆角点按或刮拭<u>京门穴</u>。

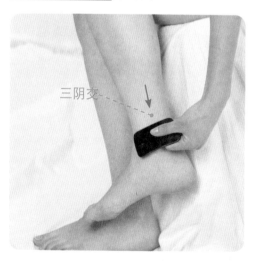

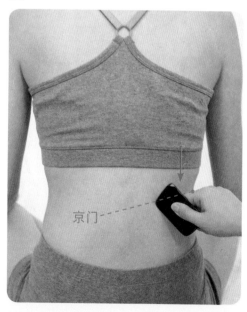

小腿内侧↑

用刮痧板的圆角分别点按或刮拭<u>阴陵泉、三阴交穴</u>。

第二节

乳腺炎

乳腺炎是细菌侵入乳腺和乳腺管组织而引起的急性化脓性感染疾病。以乳房红肿为特征。初起乳房结块，肿胀疼痛，排乳困难，恶寒头痛，全身不适，如不及时治疗则高热不退、局部跳痛，半个月左右形成脓肿，脓出后热退肿消。

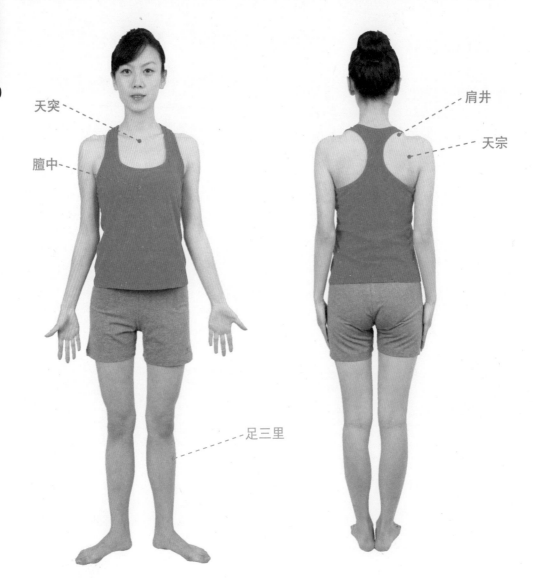

天突
膻中
肩井
天宗
足三里

✿ 选穴取穴

乳腺炎选足少阳胆经的肩井穴，可通经络、散瘀结；任脉的天突、膻中穴，可清热泻火；手太阳小肠经的天宗穴，可治乳房疾病；足阳明胃经的足三里穴，可泻毒。

刮痧方法

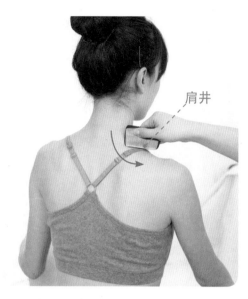

胸部↓

沿**任脉**走行，自上而下由胸部上缘刮拭至心口窝，重点加强**天突、膻中穴**的刮拭。

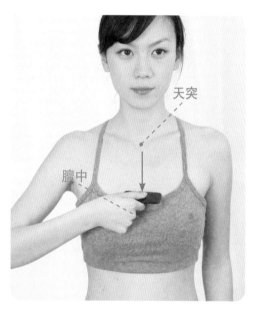

颈肩部↑

沿两侧颈部肌肉走行，自上而下由后发际处刮拭至肩峰，重点加强**肩井穴**的刮拭。

小腿前侧↓

用刮痧板的圆角刮拭**足三里穴**。

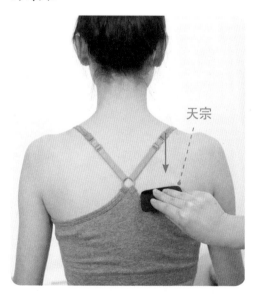

肩背部↑

沿**手太阳小肠经**走行，自上而下刮拭**天宗穴**上下部位，重点加强**天宗穴**的刮拭。

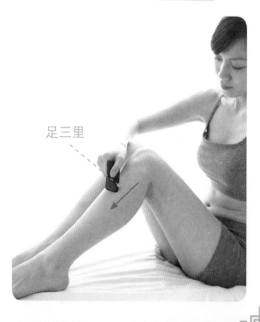

乳腺增生

乳腺增生是一种乳腺组成成分增生性疾病，既非炎症，亦非肿瘤，是内分泌功能紊乱使乳腺结构不正常的一种妇女常见病。表现为乳房肿块，多见双侧，也可见于一侧，肿块大小不等，局限于乳房一部分或分布于整个乳房，与皮肤不粘连，经前乳房胀痛，乳头溢液。

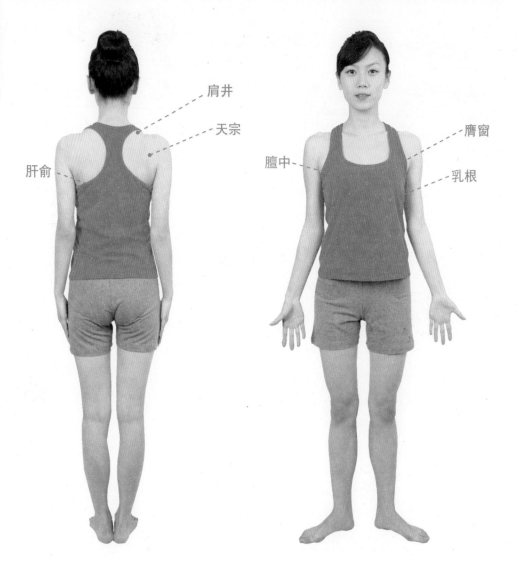

肩井
天宗
肝俞
膺窗
膻中
乳根

❀ 选穴取穴

乳腺增生选足少阳胆经的肩井穴，可疏导肝胆气滞；手太阳小肠经的天宗穴，可治乳房疾病；足阳明胃经的乳根、膺窗穴，可散瘀结；任脉的膻中穴，可宽胸理气；可选足太阳膀胱经的肝俞穴。

刮痧方法

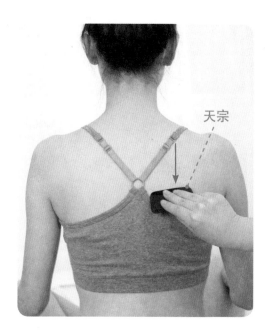

天宗

眼部↓

沿两侧颈部肌肉走行，自上而下由后发际处刮拭至肩峰，重点加强肩井穴的刮拭。

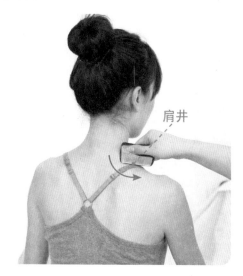

肩井

胸部↓

沿足阳明胃经走行，自上而下由膺窗穴刮拭至乳根穴，重点加强膺窗、乳根穴。沿任脉走行，自上而下由胸部上缘刮拭至心口窝，重点加强膻中穴的刮拭。

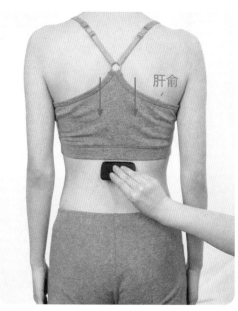

肝俞

背部↑

沿手太阳小肠经走行，自上而下刮拭天宗穴上下部位，重点加强天宗穴。沿足太阳膀胱经走行，自上而下刮拭两侧肝俞穴。

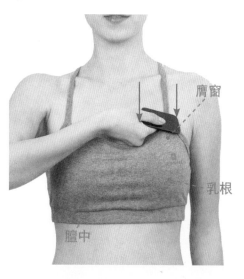

膺窗

乳根

膻中

月经不调

月经不调指月经周期、经量、经色等发生改变，并伴有其他症状而言。常见的有月经先期月经后期或先后不定期。

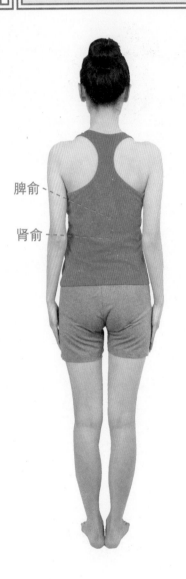
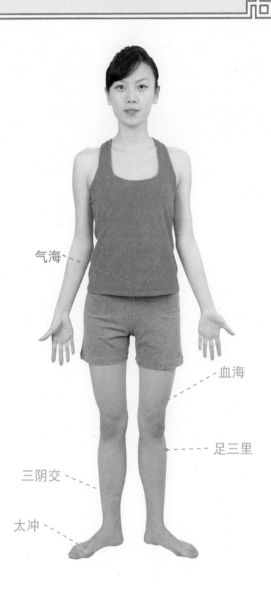

脾俞

肾俞

气海

血海

足三里

三阴交

太冲

🌼 选穴取穴

月经不调选足太阳膀胱经的脾俞、肾俞穴，可调脾胃、固本培元；足阳明胃经的足三里穴，可滋气生血；足太阴脾经的血海、三阴交穴，可行气活血；足厥阴肝经的太冲穴，可清肝火；任脉的气海穴，可通调气血。

刮痧方法

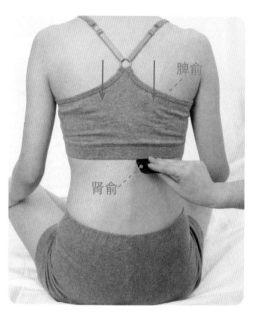

腰背部↑

沿**足太阳膀胱经**走行，自上而下由**脾俞穴**刮拭至**肾俞穴**，重点加强**脾俞、肾俞穴**的刮拭。

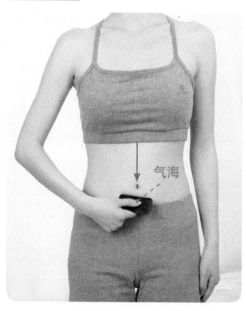

下腹部↑

刮拭**气海穴**。

下肢前内侧↓

分别刮拭**血海、足三里、三阴交穴**。

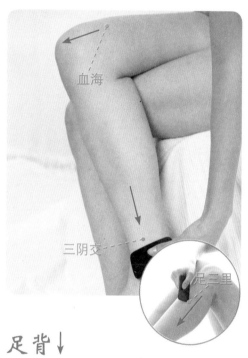

足背↓

用刮痧板的圆角点按或刮拭**太冲穴**。

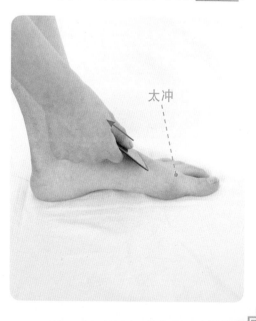

痛 经

　　凡在经期前或在行经期间发生腹痛，痛引腰骶，甚至昏厥或其他不适，以至于影响生活和工作，通称为痛经。原发性痛经指生殖器官无明显器质性病变，常发生在月经初潮或初潮后不久，多见于未婚未孕妇女，往往经生育后自行缓解或消失；继发性痛经指生殖器官有器质性病变，在此主要针对原发性痛经。

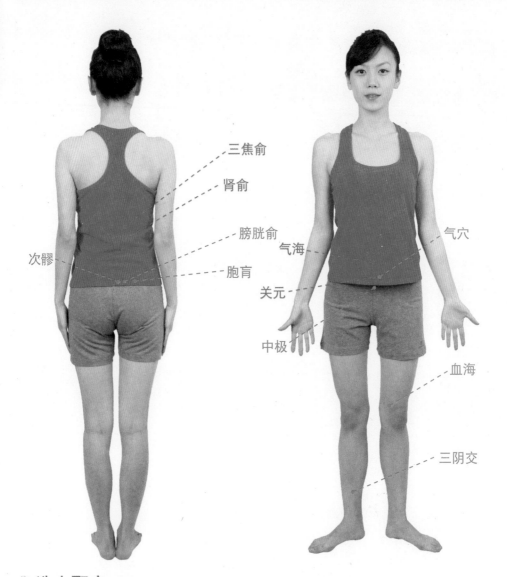

三焦俞
肾俞
膀胱俞
胞肓
次髎
气海
气穴
关元
中极
血海
三阴交

❀ 选穴取穴 ～

　　痛经选任脉的气海、关元、中极穴，可通调气血；足少阴肾经的气穴，可温肾壮阳；足太阴脾经的血海、三阴交穴，可行气活血；足太阳膀胱经的肾俞、次髎、胞肓、膀胱俞、三焦俞穴，可固本培元。

刮痧方法

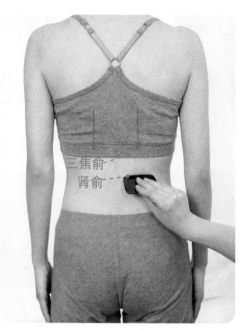

下腹部↓

沿腹部正中线，自上而下由肚脐刮拭至耻骨上缘，重点加强<u>气海、关元、气穴、中极穴</u>的刮拭。

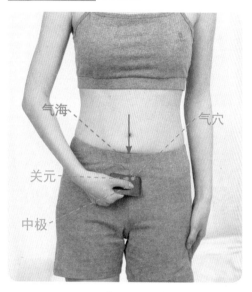

下肢内侧↓

用刮痧板的圆角分别点按或刮拭<u>血海、三阴交穴</u>。

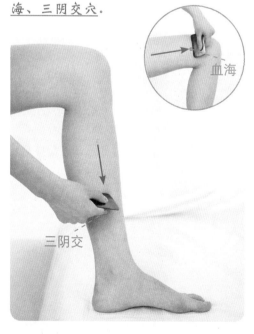

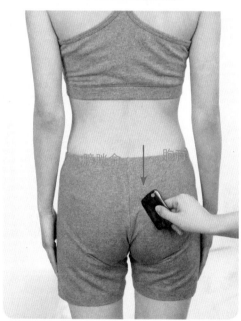

腰骶部↑

沿脊柱，自上而下由<u>三焦俞穴</u>刮拭至<u>次髎穴</u>，重点加强<u>三焦俞、肾俞、次髎穴</u>。用刮痧板的圆角分别点按<u>胞肓、膀胱俞穴</u>。

经行头痛

经行头痛是指经前或经期头痛、头晕、神疲、心悸、少寐、乏力。

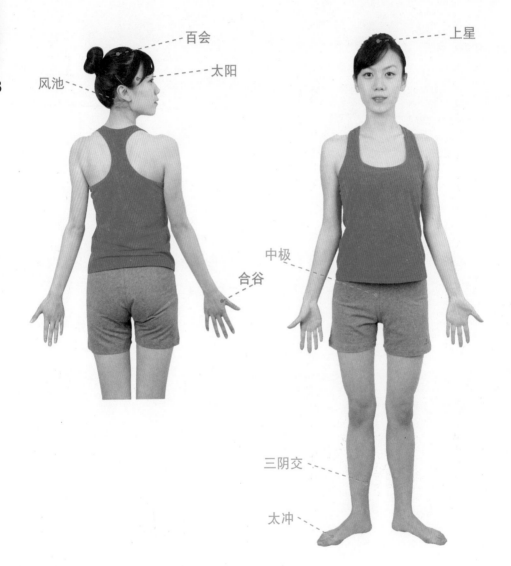

百会
太阳
风池
上星
中极
合谷
三阴交
太冲

❀ 选穴取穴

经行头痛选督脉的百会、上星穴和经外奇穴的太阳穴、足少阳胆经的风池穴，可疏通头部经络；可选任脉的中极穴；手阳明大肠经的合谷穴和足厥阴肝经的太冲穴，可泻热邪；足太阴脾经的三阴交穴，可益气行血。

刮痧方法

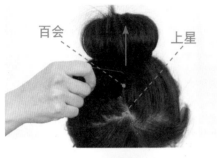

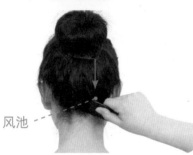

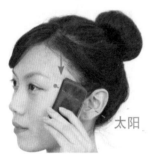

头部↑

用刮痧板的圆角分别点按或刮拭百会、上星、太阳、风池穴。

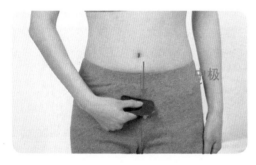

下腹部↑

刮拭中极穴。

小腿前内侧↓

用刮痧板的圆角点按或刮拭三阴交穴。

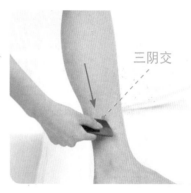

手部↓

用刮痧板的圆角点按合谷穴。

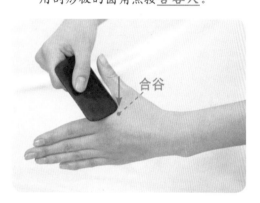

足背↓

用刮痧板的圆角点按或刮拭太冲穴。

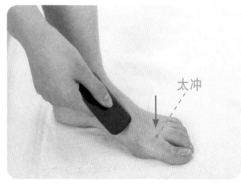

经行乳房胀痛

经行乳房胀痛是指经前或经期中，出现乳房发胀作痛，甚或乳头疼痛，触衣加剧。

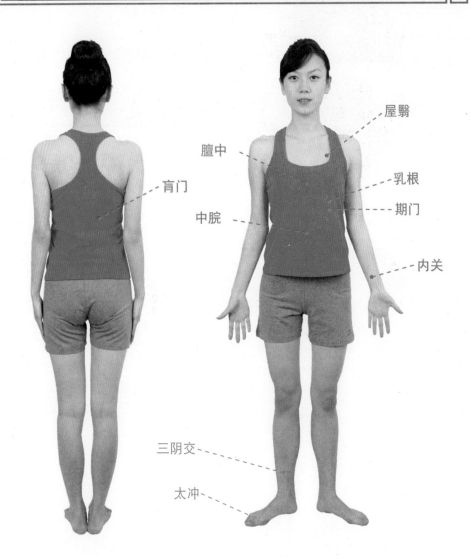

屋翳

膻中

肓门

乳根

期门

中脘

内关

三阴交

太冲

❀ 选穴取穴

经行乳房胀痛选足阳明胃经的屋翳、乳根穴，可通经气、清热化痰；任脉的膻中、中脘穴，可调冲脉、任脉；足厥阴肝经的期门、太冲穴，可疏通肝经气血；手厥阴心包经的内关穴；足太阳膀胱经的肓门穴，主治乳房疾病；可选足太阴脾经的三阴交穴。

刮痧方法

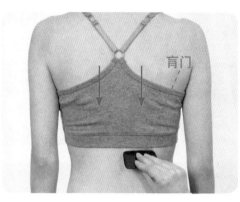

腰背部↑

沿脊柱两侧，自上而下刮拭。

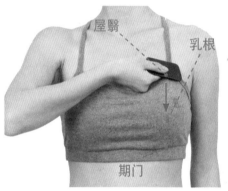

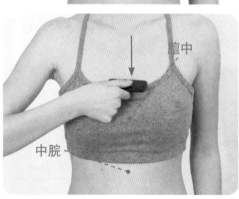

胸部↑

　　沿足阳明胃经走行，自上而下由屋翳穴刮拭至期门穴，重点加强屋翳、乳根、期门穴。沿任脉走行，自上而下由膻中穴刮拭至中脘穴，重点加强膻中、中脘穴的刮拭。

小腿↓

　　用刮痧板的圆角点按或刮拭三阴交穴。

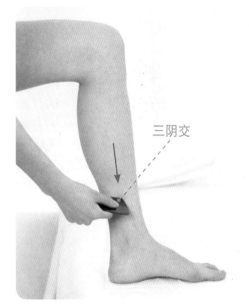

足背↓

　　用刮痧板的圆角分别点按或刮拭太冲穴。

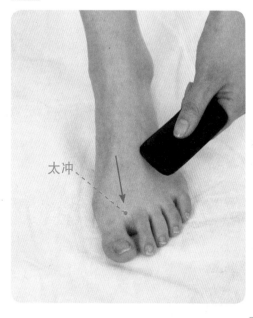

第八节

经行泄泻

经行泄泻是指每次行经之前，周期性出现以大便泄泻，月行数次，经净自止为主要表现的月经病。患者大便溏薄，严重者甚至便质清稀如水，便次增多，小腹有胀痛或冷痛感。

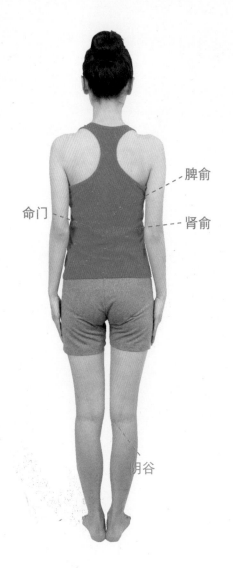

脾俞

命门

肾俞

阴谷

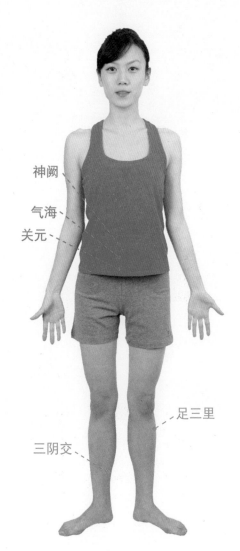

神阙

气海

关元

足三里

三阴交

❀ 选穴取穴

经行泄泻选任脉的神阙、关元、气海穴，可调养脾胃；足太阳膀胱经的脾俞、肾俞穴，可健脾补肾；督脉的命门穴，可壮肾阳；足太阴脾经的三阴交穴和足少阴肾经的阴谷穴、足阳明胃经的足三里穴，可泻寒、除湿、止泻。

刮痧方法

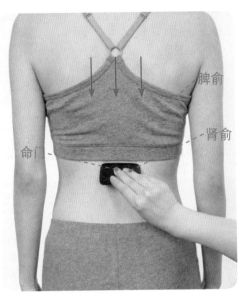

腰背部↑

沿脊柱，自上而下由脾俞穴水平刮拭至命门穴水平，重点加强脾俞、肾俞、命门穴的刮拭。

下肢前内侧↓

用刮痧板的圆角分别点按或刮拭阴谷、足三里、三阴交穴。

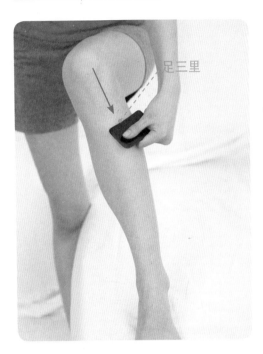

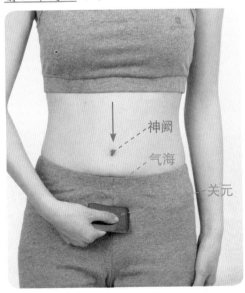

腹部↑

沿任脉走行，自上而下由神阙穴刮拭至关元穴，重点加强气海、关元穴的刮拭。

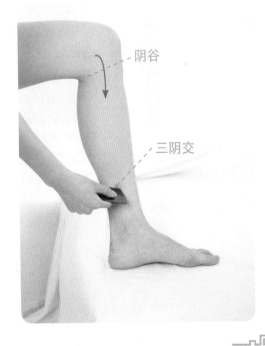

第九节 盆腔炎

盆腔炎是盆腔生殖器官及周围结缔组织、盆腔腹膜发生的炎症。急性期表现为高热寒战，下腹疼痛，白带增多，呈脓性，有臭味、泌尿道受压或受刺激性症状及腹泻或便秘；慢性期表现为下腹隐痛及下坠，腰骶疼痛，经前或经期加重，白带增多，精神不振，低热，甚至不孕等。

114

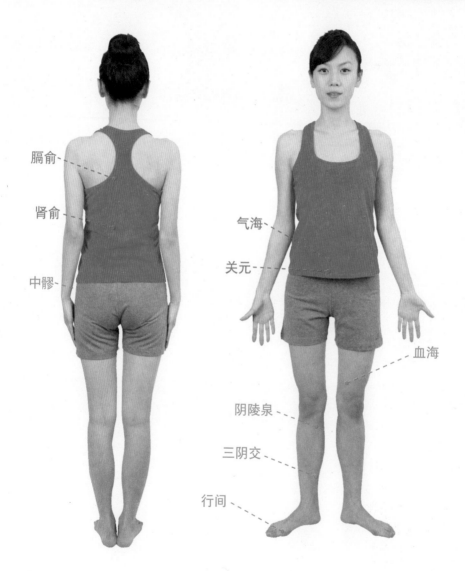

膈俞
肾俞
中髎
气海
关元
血海
阴陵泉
三阴交
行间

❀ 选穴取穴

盆腔炎选任脉的气海、关元穴，可行气活血；足太阴脾经的血海、三阴交、阴陵泉穴，可利脾化湿；足太阳膀胱经的膈俞、肾俞、中髎穴，可健脾固肾；足厥阴肝经的行间穴。

刮痧方法

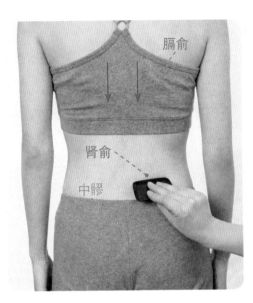

腰背部↑

沿足太阳膀胱经走行，自上而下由膈俞穴刮拭至中髎穴，重点加强膈俞、肾俞、中髎穴的刮拭。

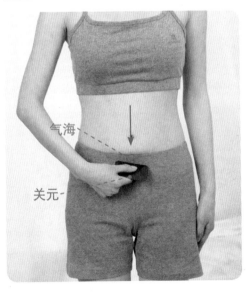

腹部↑

沿任脉走行，自上而下由肚脐刮拭至耻骨上缘，重点加强气海、关元穴的刮拭。

下肢内侧↓

沿足太阴脾经走行，自上而下由血海穴刮拭至三阴交穴，重点加强血海、三阴交、阴陵泉穴的刮拭。

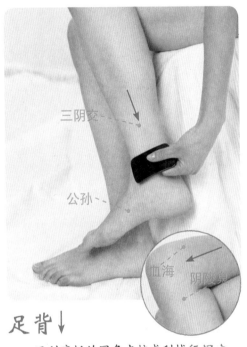

足背↓

用刮痧板的圆角点按或刮拭行间穴。

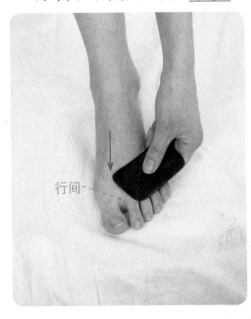

第十节 | 不孕症

　　不孕症指育龄妇女有正常的性生活又未避孕，同居2年仍未能受孕的疾病，包括原发性不孕（婚后从未有妊娠）和继发性不孕（婚后曾有妊娠者），主要因素有排卵障碍和输卵管的问题，还需排除生殖系统的先天性生理缺陷和畸形。

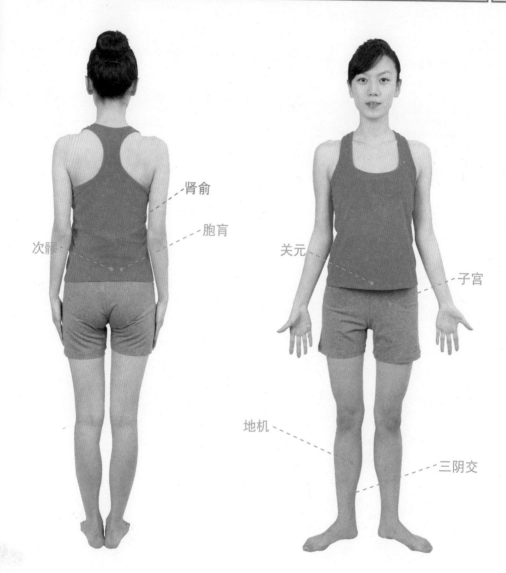

肾俞

胞肓

次髎

关元

子宫

地机

三阴交

❀ 选穴取穴

　　不孕症选任脉的关元穴，可固本培元；经外奇穴的子宫穴，可通胞宫气血；足太阳膀胱经的肾俞、次髎、胞肓穴，可滋补下焦；足太阴脾经的地机、三阴交穴，可行气活血、通胞脉。

刮痧方法

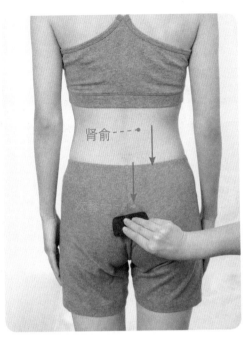

下腹部↓

分别刮拭<u>关元</u>、<u>子宫穴</u>。

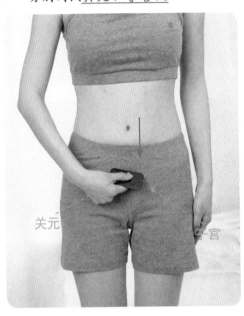

小腿内侧↓

沿<u>足太阴脾经</u>走行，自上而下由<u>地机穴</u>刮拭至<u>三阴交穴</u>，重点加强<u>地机</u>、<u>三阴交穴</u>。

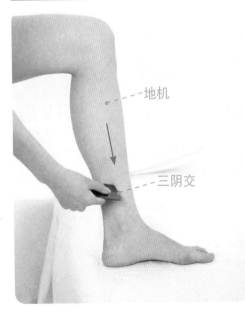

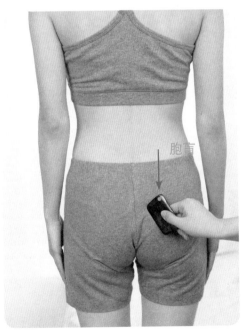

腰背部↑

沿脊柱两侧，自上而下由<u>肾俞穴</u>刮拭至<u>次髎穴</u>，重点加强<u>肾俞</u>、<u>次髎穴</u>。用刮痧板的圆角点按<u>胞肓穴</u>。

第十一节 白带异常

白带异常指妇女阴道分泌物增多，连绵不断。一般在经期前后或妊娠期间白带量可能略多，属生理现象。若白带过多且有异味，并伴有腰膝酸痛等症状则属病态。

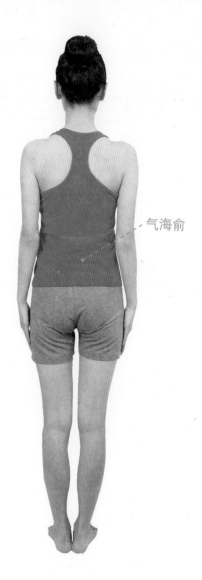

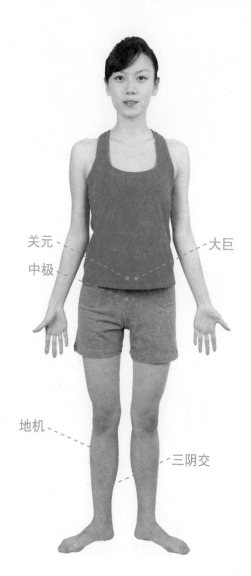

气海俞

关元　大巨

中极

地机

三阴交

❀ 选穴取穴

白带异常选足太阳膀胱经的气海俞穴和任脉的关元、中极穴，可通调冲、任、带脉；足阳明胃经的大巨穴和足太阴脾经的地机、三阴交穴，可健脾除湿、调理脾胃。

刮痧方法

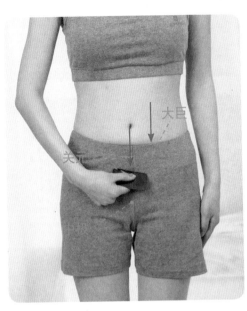

下腹部↑

沿腹部正中线，自上而下由肚脐刮拭至耻骨上缘，重点加强**关元、大巨、中极穴**的刮拭。

小腿内侧↓

沿**足太阴脾经**走行，自上而下由**地机穴**刮拭至**三阴交穴**，重点加强**地机、三阴交穴**的刮拭。

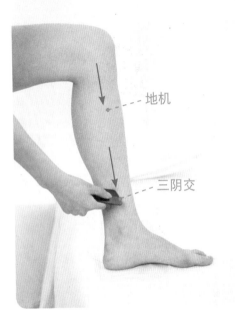

地机

三阴交

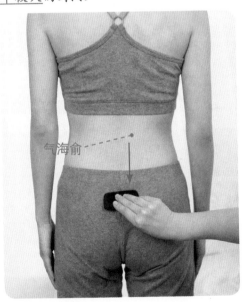

气海俞

腰背部↑

沿脊柱两侧，自上而下由**气海俞穴**刮拭至尾骨，重点加强**气海俞穴**的刮拭。

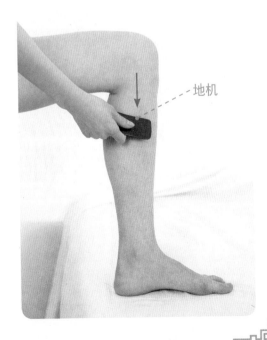

地机

第十二节 子宫脱垂

　　女性子宫的正常位置位于盆腔中央，呈前倾前屈位，子宫底平耻骨联合，子宫颈平坐骨棘。子宫脱垂，是指子宫从正常位置沿阴道下降，子宫颈外口达坐骨棘以下，甚至脱出阴道外口。中医称为阴挺。

120

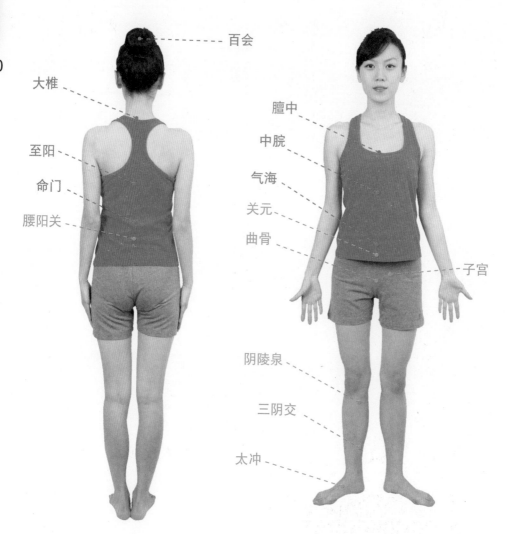

百会
大椎
至阳
命门
腰阳关

膻中
中脘
气海
关元
曲骨
子宫
阴陵泉
三阴交
太冲

❀ 选穴取穴

　　子宫脱垂可选督脉的百会、大椎、至阳、命门、腰阳关穴；可选任脉的膻中、中脘、气海、关元、曲骨穴；可选经外奇穴的子宫穴；可选足太阴脾经的阴陵泉、三阴交；可选足厥阴肝经的太冲穴。

刮痧方法

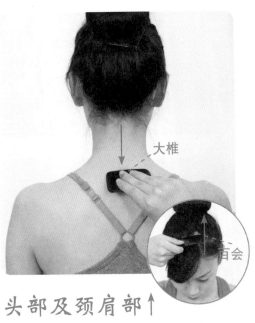

头部及颈肩部↑

　　沿<u>督脉</u>走行，自上而下由<u>百会穴</u>刮拭至<u>大椎穴</u>，重点加强<u>百会、大椎穴</u>的刮拭。

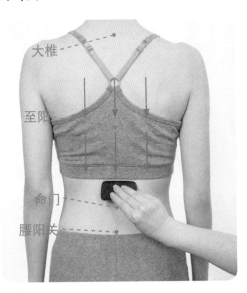

背部↑

　　沿脊柱，自上而下由<u>大椎穴</u>刮拭至<u>腰阳关穴</u>，重点加强<u>督脉</u>的<u>至阳、命门、腰阳关穴</u>的刮拭。

腹部↓

　　沿<u>任脉</u>走行，自上而下由<u>膻中穴</u>刮拭至<u>曲骨穴</u>，重点加强<u>膻中、中脘、气海、关元、曲骨穴</u>。刮拭<u>子宫穴</u>。

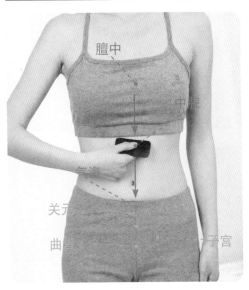

小腿前内侧↓

　　沿小腿肌肉走行，自上而下由<u>阴陵泉</u>，经<u>三阴交</u>、刮拭至<u>太冲穴</u>，重点加强<u>阴陵泉、三阴交、太冲穴</u>。

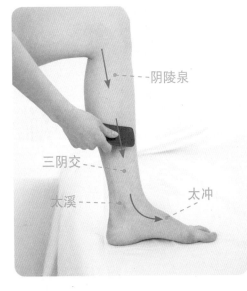

更年期综合征

更年期综合征，是指妇女于45～55岁之前，由于卵巢功能的退行性改变，月经逐渐停止来潮进入绝经期，所出现的一系列内分泌失调和自主神经功能紊乱症候。主要表现为经行紊乱，面部潮红，易出汗，烦躁易怒，精神疲倦，头晕耳鸣，心悸失眠，甚至情志异常。有的还伴有尿频、尿急、食欲不振等，可延续2～3年之久。

百会
风池
肩井
大椎
心俞
肝俞
肾俞
命门
腰阳关

膻中
气海
关元
阴陵泉
三阴交
太冲

❀ 选穴取穴

更年期综合征可选督脉的百会、大椎、命门、腰阳关穴；可选足太阳膀胱经的心俞、肝俞、肾俞；可选任脉的膻中、气海、关元穴；可选足少阳胆经的风池穴；可选足少阳胆经的肩井穴；可选足太阴脾经的阴陵泉、三阴交；可选足厥阴肝经的太冲穴。

刮痧方法

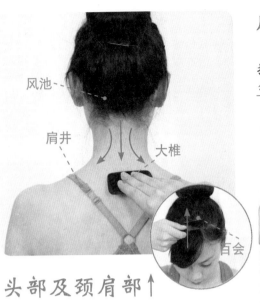

头部及颈肩部↑

沿督脉走行，自上而下由百会穴刮拭至大椎穴，重点加强百会、大椎穴。沿颈部由风池穴刮拭至肩井穴，重点加强风池、肩井穴的刮拭。

腹部↓

沿任脉走行，自上而下由膻中穴刮拭至关元穴，重点加强膻中、中脘、气海、关元穴的刮拭。

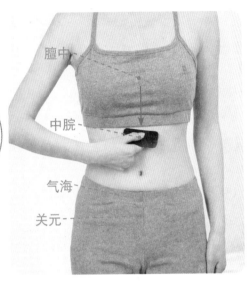

小腿前内侧↓

沿小腿肌肉走行，自上而下由阴陵泉经三阴交刮拭至太冲穴，重点加强阴陵泉、三阴交、太冲穴的刮拭。

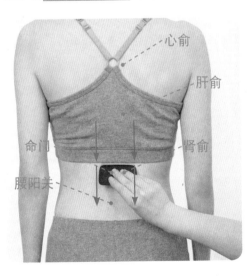

背部↑

沿脊柱，自上而下由大椎穴刮拭至肾俞水平，重点加强督脉的命门、腰阳关穴和足太阳膀胱经的心俞、肝俞、肾俞的刮拭。

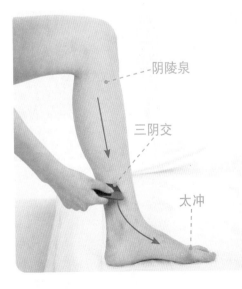

第十四节 | 产后缺乳

　　妇女产后乳汁分泌量少或全无，不能满足喂哺婴儿的需要称为产后缺乳。产后缺乳多与乳腺发育不良，或分娩出血过多，或授乳方法不正确，或过度疲劳，或恐惧、心情不愉快等因素有关。

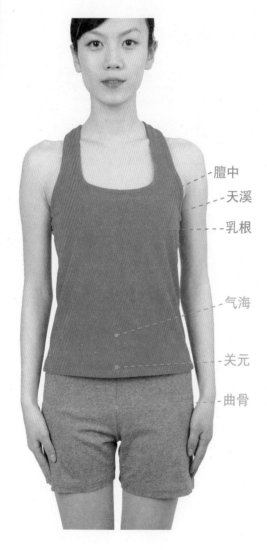
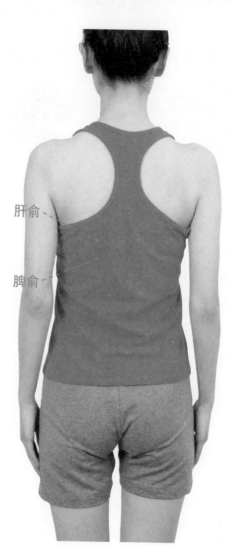

膻中
天溪
乳根
气海
关元
曲骨

肝俞
脾俞

❀ 选穴取穴

　　产后缺乳可选足太阳膀胱经的肝俞、脾俞穴；足太阴脾经的天溪穴；任脉的膻中、气海、关元、曲骨穴；足阳明胃经的乳根穴。

刮痧方法

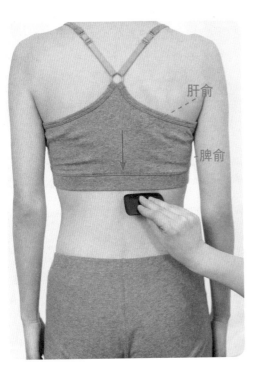

胸部↓

沿任脉走行，自上而下刮拭胸骨部位，重点刮拭膻中穴。然后再由内向外刮拭，重点加强乳根、天溪穴。

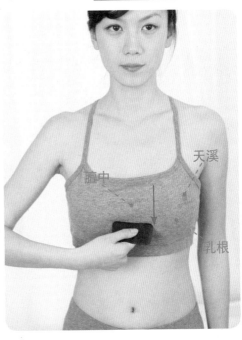

背部↑

沿足太阳膀胱经走行，自上而下刮拭，重点刮拭肝俞、脾俞穴。

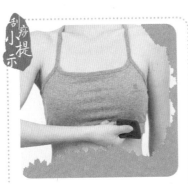

刮痧小提示

由于分娩会造成产妇的身心极度劳累，所以分娩后的第一件事就是让产妇美美地睡一觉。睡足之后，应吃些营养高且易消化的食物，同时要多喝水，以促进身体迅速恢复及保证乳量充足。

腹部↓

沿任脉走行，自上而下由气海穴刮拭至曲骨穴，重点加强气海、关元、曲骨穴的刮拭。

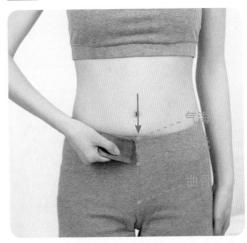

男性忙于事业，忙于养家，常常是透支自己的健康来奋斗。久而久之，各种常见病也威胁到了男性的健康。强壮的体魄是男性的标志，拥有良好的健康资本，才能更好地拼搏。刮痧作为一种省时、省力的自助疗法，特别适合男性朋友们使用，经常刮拭可缓解疲劳、治病强身，事业和健康两不误。

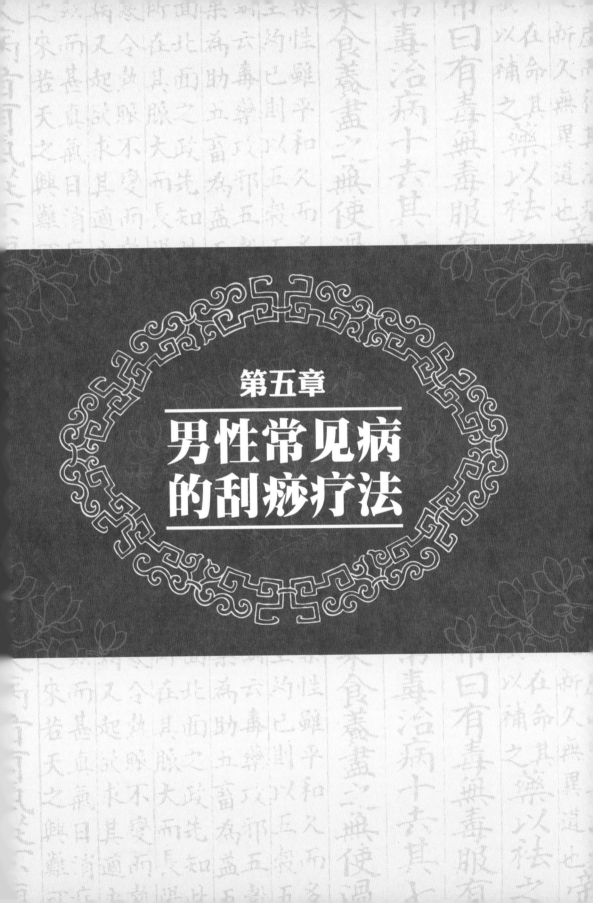

第五章

男性常见病
的刮痧疗法

急性前列腺炎

急性前列腺炎是指前列腺因非特异性细菌感染所致的急性炎症，是成年男性的常见病。心理情绪过重、尿液刺激、感染、性生活过度、骑自行车、久坐不动等因素都可导致急性前列腺炎。患者的主要表现为尿急、尿频、尿滴沥、排尿时灼痛和脓性尿道分泌物，严重时可伴腹股沟牵涉痛或肾绞痛。

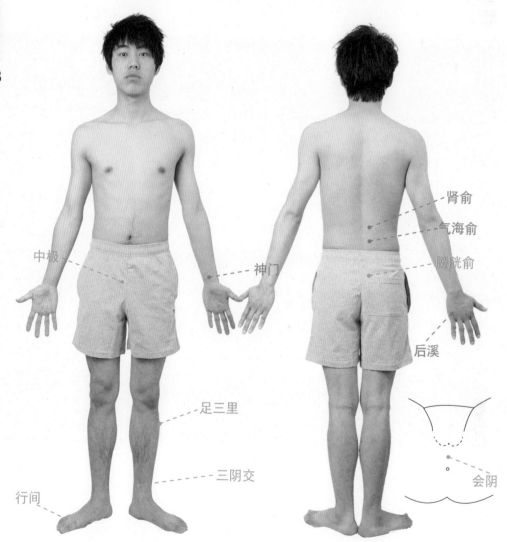

中极　　　神门　　　肾俞　　　气海俞　　　膀胱俞　　　后溪　　　足三里　　　三阴交　　　行间　　　会阴

❁ 选穴取穴

急性前列腺炎选足太阳膀胱经的膀胱俞、气海俞、肾俞穴，可清热利湿、温补肾气；足太阴脾经的三阴交穴，可健脾利水；手太阳小肠经的后溪穴；足厥阴肝经的行间穴，可泻肝火；任脉的中极、会阴穴，可利水除湿。

刮痧方法

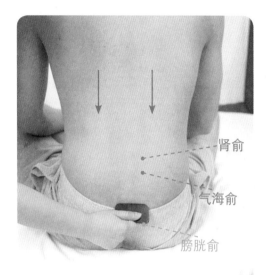

肾俞

气海俞

膀胱俞

小腿外侧 ↓

分别刮拭或点按足三里、三阴交穴。

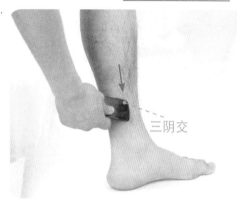

三阴交

腰骶部 ↑

沿足太阳膀胱经走行，自上而下由肾俞穴刮拭至膀胱俞穴，重点加强膀胱俞、气海俞、肾俞穴。用刮痧板的圆角点按会阴穴。

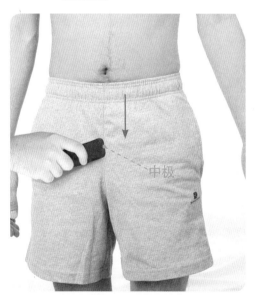

中极

腹部 ↑

用刮痧板的圆角点按中极穴。

足背 ↓

刮拭或点按行间穴。

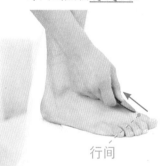

行间

手背 ↓

刮拭或点按后溪穴。

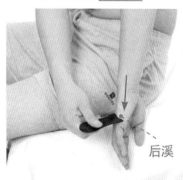

后溪

慢性前列腺炎

慢性前列腺炎可由急性前列腺炎迁延反复而致，是男性常见病之一。患者常表现有尿道刺激症状，如尿频、尿急、排尿时尿道灼热、有黏液或脓性分泌物。患者还常有局部症状，如后尿道、会阴和肛门处坠胀不适、久坐胀痛等，疼痛可向尿道和会阴部之外放射，以下腰痛最常见。

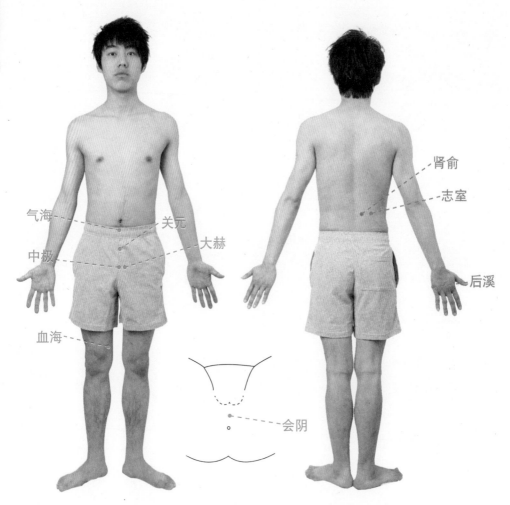

气海
关元
中极
大赫
血海

肾俞
志室
后溪

会阴

选穴取穴

慢性前列腺炎选任脉的中极、会阴、气海、关元穴，可调理三焦；足太阳膀胱经的肾俞、志室穴，可补肾壮阳；可选足太阴脾经的血海穴；可选手太阳小肠经的后溪穴；可选足少阴肾经的大赫穴，可补肾利尿。

刮痧方法

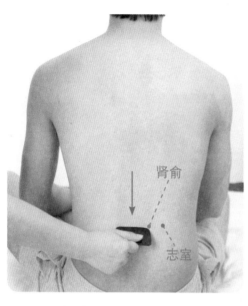

肾俞

志室

腰骶部↑

　　沿<u>足太阳膀胱经</u>走行，重点刮拭<u>志室、肾俞穴</u>。用刮痧板的圆角点按<u>会阴穴</u>。

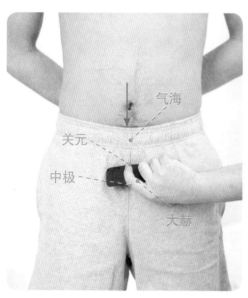

气海

关元

中极

大赫

腹部↑

　　沿腹部正中线刮拭肚脐周围，重点加强<u>气海、中极、关元、大赫穴</u>的刮拭。

手背↓

　　刮拭或点按<u>后溪穴</u>。

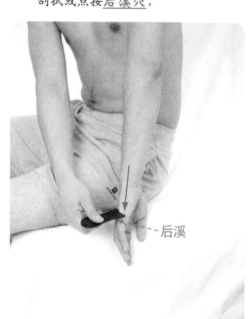

后溪

下肢前侧↓

　　刮拭或点按<u>血海穴</u>。

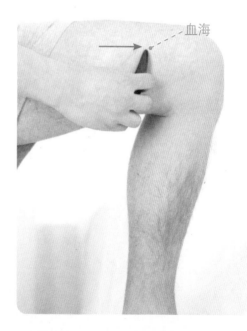

血海

阴囊湿疹

阴囊湿疹是发生于阴囊皮肤的常见湿疹，偶可延及肛周或阴茎。患者的主要自觉症状是阴囊皮肤剧烈瘙痒，有弥漫性发红、肿胀，可同时出现小丘疹或水疱。患者搔抓后，丘疹、水疱破裂，皮肤呈大片湿润糜烂，有淡黄色液体渗出，之后逐渐减轻，可结成淡黄色痂。此病病程较长，并容易反复发作。

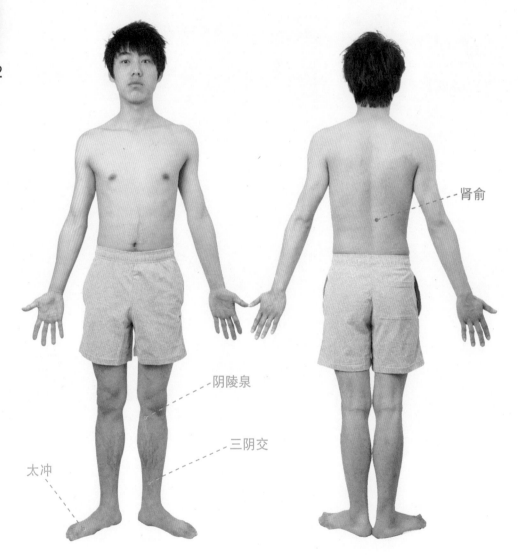

肾俞

阴陵泉

三阴交

太冲

❀ 选穴取穴

阴囊湿疹选足太阳膀胱经的肾俞穴，可滋阴润燥；足厥阴肝经的太冲穴，可清湿热；足太阴脾经的阴陵泉、三阴交穴，可养血、止痒。

刮痧方法

足背↓

用刮痧板的圆角点按太冲穴。

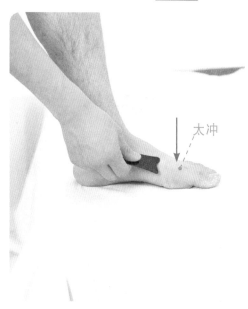

太冲

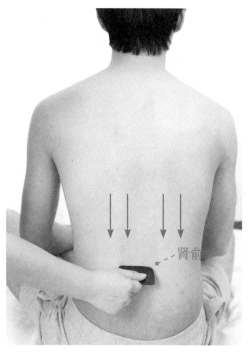

肾俞

腰部↑

沿足太阳膀胱经走行，自上而下刮拭，重点加强肾俞穴。

小腿内侧↓

沿足太阴脾经走行，自上而下由阴陵泉穴刮拭至三阴交穴，重点加强阴陵泉、三阴交穴的刮拭。

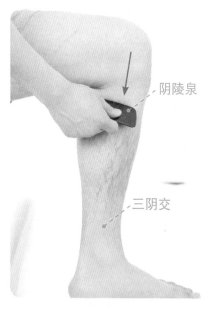

阴陵泉

三阴交

刮痧小提示

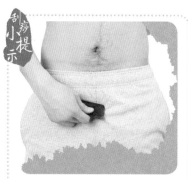

阴囊湿疹患者不要穿过紧的内裤，内裤要及时换洗。本病忌搔抓、摩擦，也不宜应用热水、盐水、碘酒，只要保证不抓痒、不刺激皮肤，配合刮痧，即可好转。

第四节 遗 精

遗精是指未发生性交而精液自行泄出，分为生理性和病理性。生理性遗精多见于青壮年人，遗精间隔时间较长，量较多，较黏稠，遗精时阴茎勃起功能正常，不伴有其他症状。病理性遗精多见于中老年人或身体虚弱的人，遗精次数频繁，量少，清稀，遗精时阴茎勃起障碍或不能勃起，遗精后伴有精神疲惫、腰膝酸软等症状。

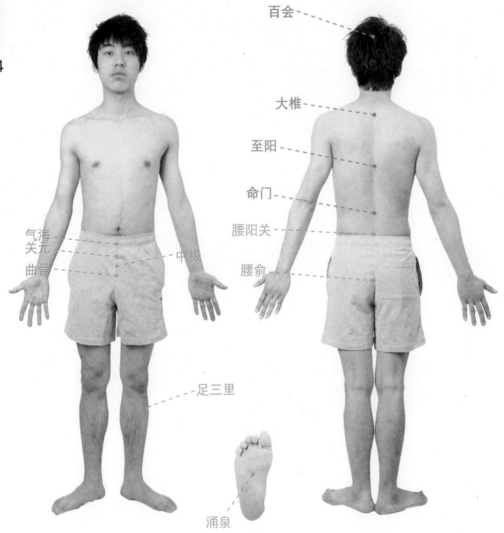

百会

大椎

至阳

命门

腰阳关

气海
关元

中极

曲骨

腰俞

足三里

涌泉

❋ 选穴取穴

遗精选督脉的百会、大椎、至阳、命门、腰阳关、腰俞穴，统督一身阳气；可选任脉的气海、关元、中极、曲骨穴；足少阴肾经的涌泉穴，可补肾益精；足阳明胃经的足三里穴，可补阳气。

刮痧方法

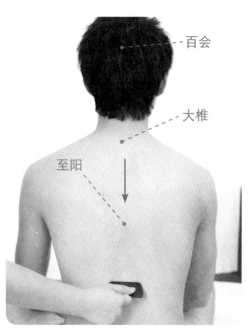

腹部↓

沿任脉走行，自上而下由气海穴刮拭至曲骨穴，重点加强气海、关元、中极、曲骨穴的刮拭。

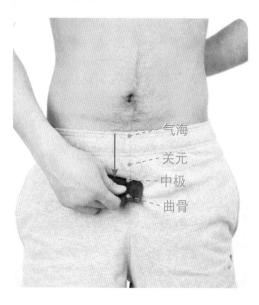

下肢前外侧↓

用刮痧板的圆角点按或刮拭足三里穴、涌泉穴。

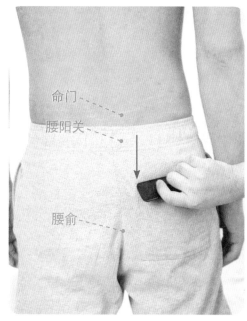

头部及背部↑

沿督脉走行，自上而下由百会穴刮拭至腰俞穴，重点加强百会、大椎、至阳、命门、腰阳关、腰俞穴。

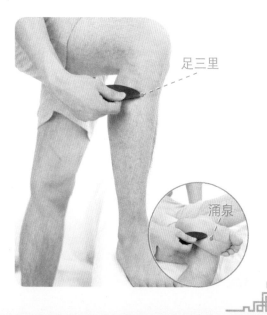

第五节 阳 痿

阳痿，又称勃起功能障碍，是指有性欲但阴茎不能勃起或勃起不坚，不能进行正常性行为的一种病症。阳痿可分为先天性和病理性两种，后者多见，而且治愈率较高。阳痿可因其他器官病变或全身性疾病导致，也可因为焦虑、急躁、疲劳等因素而发生。

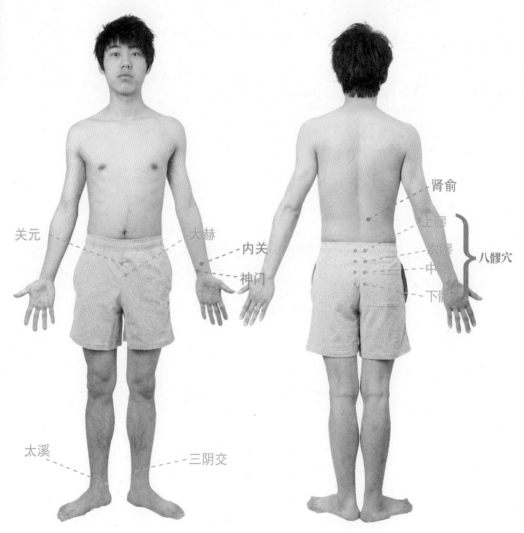

关元　大赫　内关　神门　肾俞　上髎　次髎　中髎　下髎　八髎穴　太溪　三阴交

❀ 选穴取穴

阳痿选足太阳膀胱经的肾俞、八髎穴，可补肾阳；可选任脉的关元穴和足少阴肾经的大赫穴，可补益全身；可选手厥阴心包经的内关穴和手少阴心经的神门穴；足少阴肾经的三阴交、太溪穴，可补肾强身。

刮痧方法

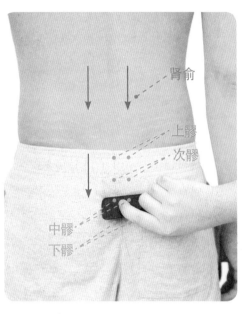

背部↑

在沿足太阳膀胱经走行，自上而下由肾俞穴刮拭至八髎穴中的下穴，重点加强肾俞、八髎穴的刮拭。

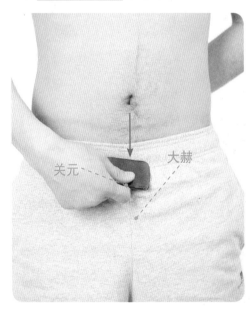

腹部↑

分别点按或刮拭关元、大赫穴。

前臂内侧↓

沿前臂肌肉走行，自上而下刮拭，重点加强内关、神门穴的刮拭。

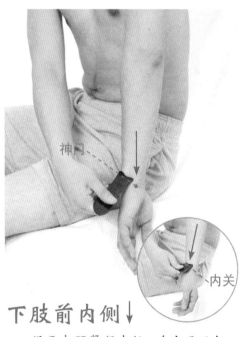

下肢前内侧↓

沿足少阴肾经走行，自上而下由三阴交穴刮拭至太溪穴，重点加强三阴交、太溪穴。

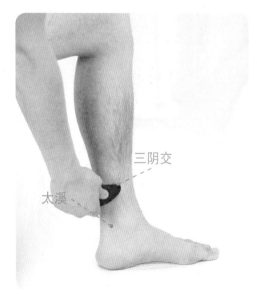

孩子是父母的心头肉，孩子生了病，家长怎么办？随着人们对中医疗法的认可，刮痧已逐步走进了万千家庭。不打针、不吃药的纯绿色疗法，父母在家中就可以为孩子放心治病，且疗效显著。刮痧，借父母的双手还孩子一个健康的身体。

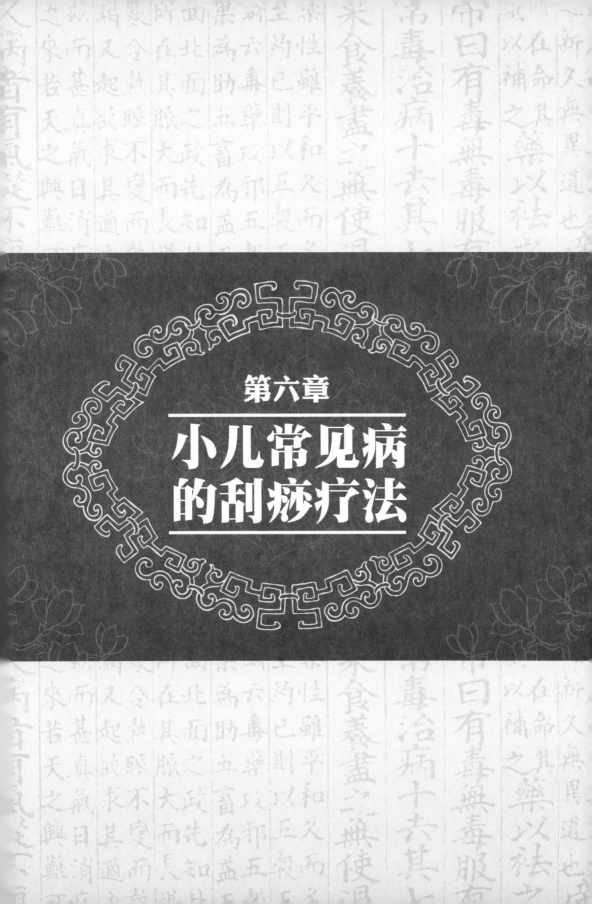

第六章

小儿常见病
的刮痧疗法

小儿夜啼

第一节

夜啼系指新生儿或小儿因多种原因引起的夜间啼哭过于频繁而言，多见于3岁以内的婴幼儿。临床表现为夜间啼哭或哭闹不安。

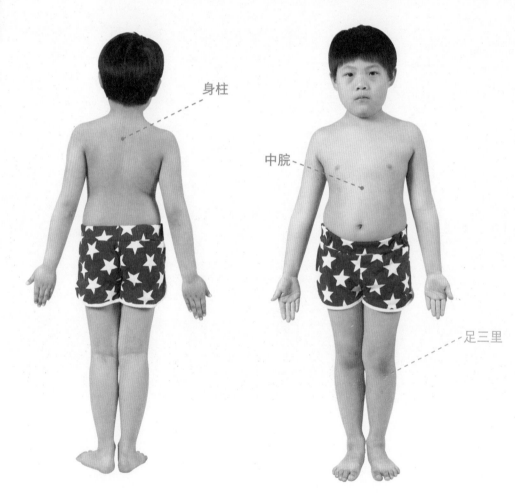

身柱

中脘

足三里

❋ 选穴取穴

　　小儿夜啼选督脉的身柱穴，可镇惊安神；选任脉的中脘穴，可补中益气；选足阳明胃经的足三里穴，可健脾和胃。

刮痧方法

腹部↓

　　沿任脉走行，自上而下刮拭中脘穴周围，重点加强中脘穴的刮拭。

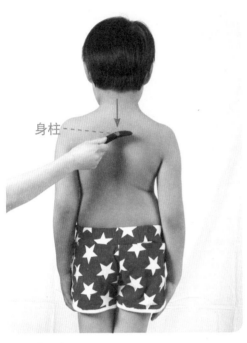

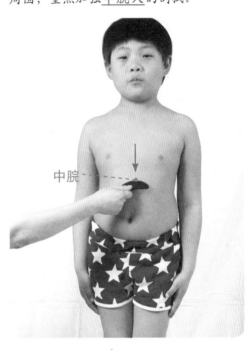

背部↑

　　沿督脉走行，自上而下刮拭身柱穴周围，重点加强身柱穴的刮拭。

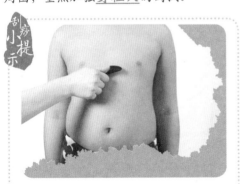

小儿夜间若喂食不足，尿布潮湿未及时更换，外部环境过冷或过热，都会引起小儿啼哭，但采取相应措施后，小儿则停止哭闹，这种属于不适引起的啼哭，家长应注意鉴别。

小腿前侧↓

　　沿足阳明胃经走行，自上而下刮拭足三里穴周围，重点加强足三里穴的刮拭。

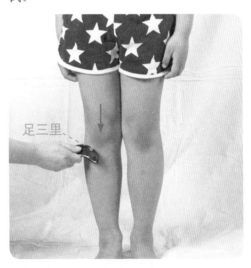

小儿营养不良

营养不良是由于摄食不足或食物不能充分吸收利用，以致能量缺乏，不能维持正常代谢，迫使机体消耗自身组织，出现体重不增或减轻，生长发育停滞，脂肪逐渐消失，肌肉萎缩，临床表现为食欲减退、体重减轻、面黄肌瘦、遍身骨露、骨瘦如柴等症。

142

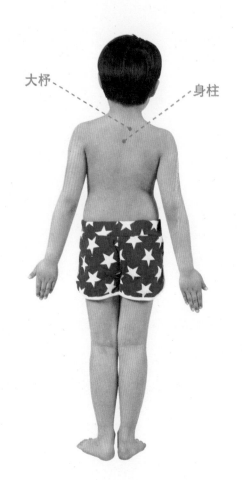

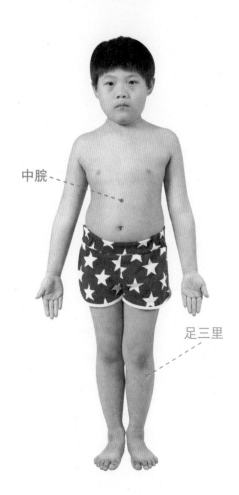

大杼　　身柱

中脘

足三里

❈ 选穴取穴

小儿营养不良选督脉的身柱穴，可强身安神；选足太阳膀胱经的大杼穴，可促进谷物运化；选任脉的中脘穴和足阳明胃经的足三里穴，可健脾和胃。

刮痧方法

腹部↓

沿<u>任脉</u>走行，自上而下刮拭<u>中脘穴</u>周围，重点加强<u>中脘穴</u>的刮拭。

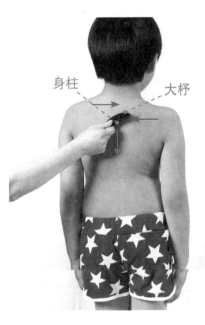

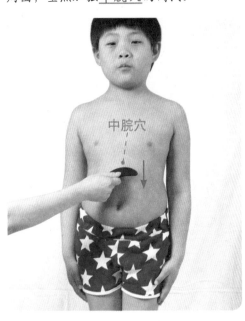

背部↑

沿脊柱，自上而下由<u>大杼穴</u>水平刮拭至<u>身柱穴</u>水平，重点加强<u>身柱、大杼穴</u>的刮拭。

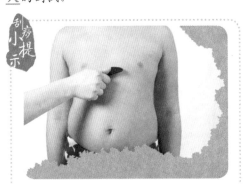

营养不良的儿童在刮痧时，应配合正确的饮食搭配。较大的儿童可适当摄取肉、蛋、豆制品，补充足够的蔬菜。重视儿童体格锻炼，纠正不良卫生习惯，保证充足的睡眠和良好的饮食习惯。

小腿前侧↓

沿<u>足阳明胃经</u>走行，自上而下刮拭<u>足三里</u>穴周围，重点加强<u>足三里穴</u>的刮拭。

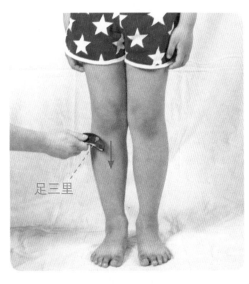

第二节 | 小儿厌食

厌食指小儿（除外其他急慢性疾病）较长时期食欲不振或食欲减退，甚至拒食的一种病症。长期厌食的患儿可产生营养不良，体重减轻，抗病力下降，甚至影响生长和智力发育。临床表现以厌食为主，食欲减退，食量减少，大便或干或稀，精神尚可。严重拒食者，面色姜黄、消瘦疲乏等。

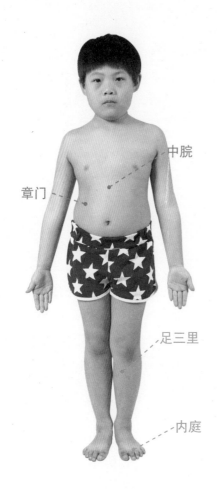

章门　中脘　足三里　内庭

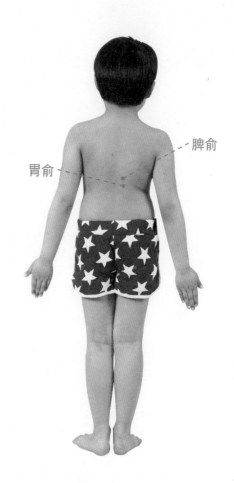

胃俞　脾俞

❈ 选穴取穴

　　小儿厌食选足太阳膀胱经的胃俞、脾俞穴和足厥阴肝经的章门穴，可健脾和胃；足阳明胃经的内庭、足三里穴和任脉的中脘穴，前者可治胃病，后两者可健脾开胃。

刮痧方法

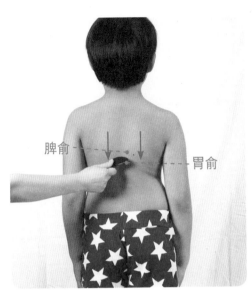

脾俞　　　　　　　胃俞

背部↑

　　沿<u>足太阳膀胱经</u>走行，自上而下由<u>脾俞穴</u>刮拭至<u>胃俞穴</u>，重点加强<u>脾俞</u>、<u>胃俞穴</u>的刮拭。

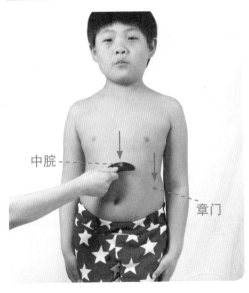

中脘　　　　　　　章门

腹部↑

　　沿<u>任脉</u>走行，自上而下由心口窝刮拭至肚脐，重点加强<u>中脘穴</u>的刮拭。刮拭两侧<u>章门穴</u>。

小腿前侧↓

　　沿<u>足阳明胃经</u>走行，由膝部下方自上而下刮拭，重点加强<u>足三里穴</u>的刮拭。

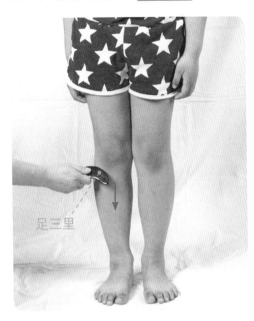

足三里

足背↓

　　用刮痧板的圆角点按或刮拭<u>内庭穴</u>。

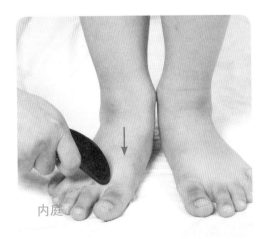

内庭

第四节 | 吐 奶

　　吐奶是小儿常见症状。临床表现为吐物酸臭，多含乳片和不消化食物，厌食，脘腹胀或疼痛，大便秘结或溏泻。

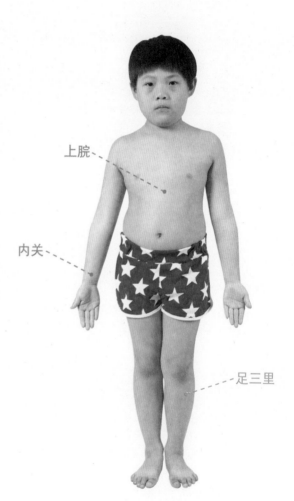

❋ 选穴取穴

　　吐奶可选督脉的身柱穴；选手厥阴心包经的内关穴，可宣通经气；选任脉的上脘穴，可通胃气；选足阳明胃经的足三里穴，可健脾和胃。

刮痧方法

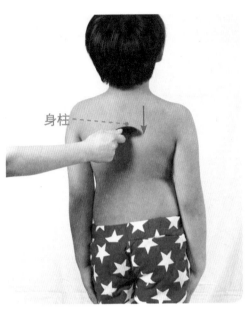

腕部↓

沿**手厥阴心包经**走行，自上而下刮拭**内关穴**周围，重点加强**内关穴**的刮拭。

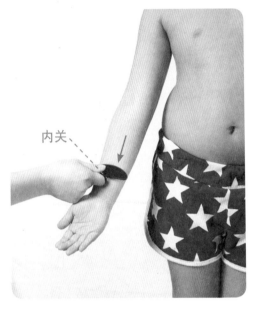

背部↑

沿**督脉**走行，自上而下刮拭**身柱穴**周围，重点加强**身柱穴**的刮拭。

小腿外侧↓

沿**足阳明胃经**走行，自上而下刮拭**足三里穴**周围，重点加强**足三里穴**的刮拭。

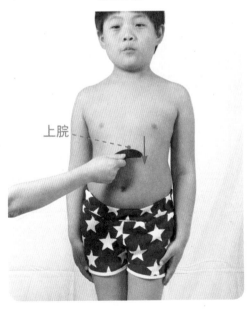

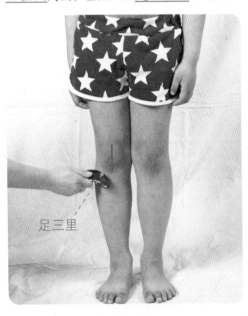

腹部↑

沿**任脉**走行，自上而下刮拭**上脘穴**周围，重点加强**上脘穴**的刮拭。

第五节 小儿泄泻

泄泻是以大便次数增多，粪质稀薄，甚至泻出水样便为主要特征的一种胃肠道疾病。临床表现为轻者便次不多，大便稀如糊状或蛋花样，稍有发热或不发热，无呕吐，饮食及精神状态尚可；重者则便次较频，每日可达次数十次或更多，常伴有呕吐、身热、精神萎靡或烦躁不安、口渴不止、尿量减少、四肢不温等症。

身柱

大肠俞

天枢

足三里

✿ 选穴取穴

小儿泄泻选督脉的身柱穴，可补气壮阳；选足太阳膀胱经的大肠俞穴，可疏通大肠脏腑之气；选足阳明胃经的天枢、足三里穴，可调整胃肠运化功能。

刮痧方法

腹部↓

点按或刮拭<u>天枢穴</u>。

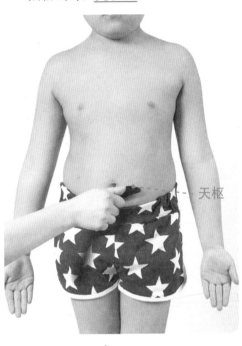

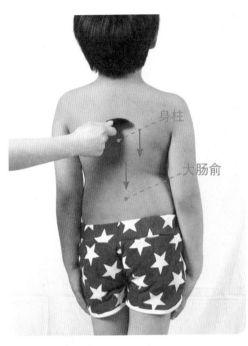

腰背部↑

　　沿脊柱，自上而下由<u>身柱穴</u>刮拭至<u>大肠俞穴</u>，重点加强<u>身柱</u>、<u>大肠俞穴</u>的刮拭。

小腿前侧↓

　　沿<u>足阳明胃经</u>走行，自上而下刮拭<u>足三里穴</u>周围，重点加强<u>足三里穴</u>的刮拭。

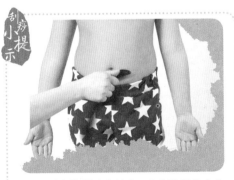

刮痧小提示

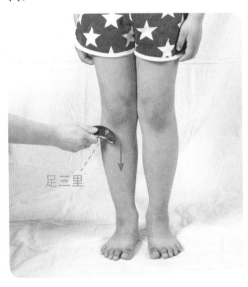

　　适当控制小儿饮食，严重泄泻的小儿要暂时禁食。忌食油腻、生冷食物。每次大便后，家长要及时清洗小儿臀部，以防发生红臀。

第六节 腮腺炎

　　痄腮，又名"蛤蟆瘟"，现代医学称为"流行性腮腺炎"。是由风温邪毒引起的急性传染病。冬春季易于流行，5～9岁学龄儿童发病率较高。

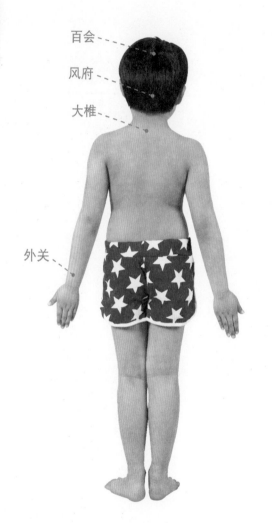
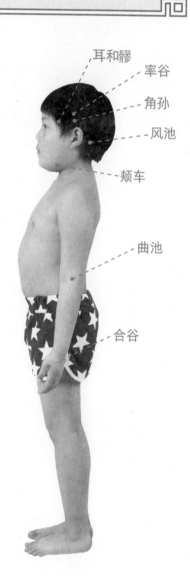

百会
风府
大椎
外关

耳和髎
率谷
角孙
风池
颊车
曲池
合谷

❋ 选穴取穴

　　腮腺炎可选督脉的百会、风府、大椎穴；足少阳胆经的风池、率谷穴；手少阳三焦经的角孙、耳和髎穴；手少阳三焦经的外关穴；足阳明胃经的颊车穴；手阳明大肠经的曲池、合谷穴。

刮痧方法

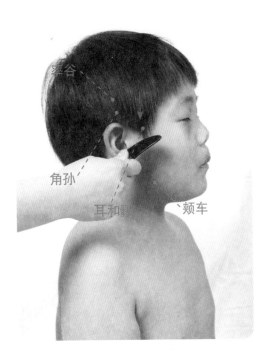

枕部↓

沿**督脉**走行，自上而下由**百会穴**刮拭至**大椎穴**，重点加强**百会、风府、大椎穴**的刮拭。

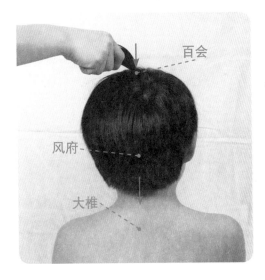

前臂及肘部↓

用刮痧板的圆角点按或刮拭**外关穴**。沿**手阳明大肠经**走行，自上而下由**曲池穴**刮拭至**合谷穴**，重点加强**曲池、合谷穴**的刮拭。

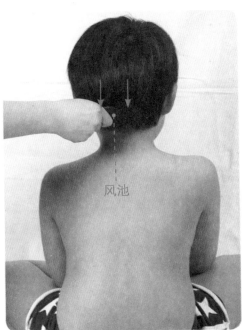

面部↑

分别点按或刮拭**外关、颊车、风池、角孙、耳和髎、率谷穴**。

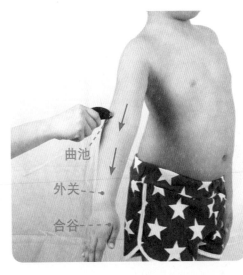

小儿面瘫

小儿面瘫是一种急性发作的单侧面神经周围性麻痹，常因受凉、过敏、病毒感染、中毒、代谢障碍、血循环障碍及隐性乳突炎等引起，表现为口眼㖞斜，病侧面部表情肌瘫痪，进食时食物残渣常滞留于病侧的齿颊间隙内，并有口水。

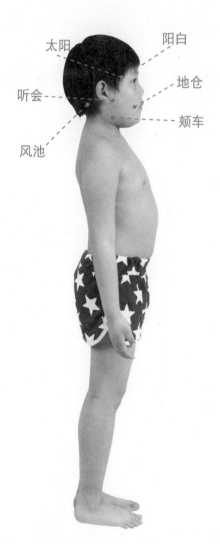

太阳　阳白
听会　　地仓
风池　　颊车

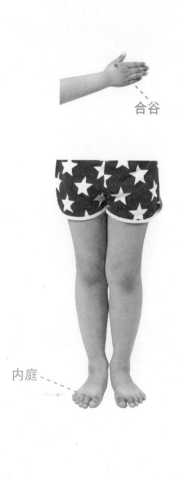

合谷

内庭

❀ 选穴取穴

　　面瘫可选经外奇穴的太阳穴；足少阳胆经的阳白、听会、风池穴，可调解经气、疏风解邪；足阳明胃经的颊车、地仓、内庭穴；手阳明大肠经的合谷穴，可治疗面部疾患。

刮痧方法

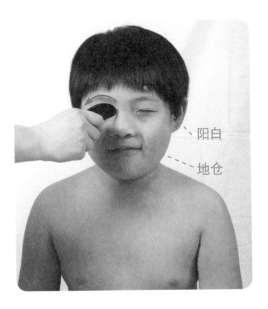

面部↑

　　用刮痧板的圆角分别点按或刮拭阳白、地仓穴。

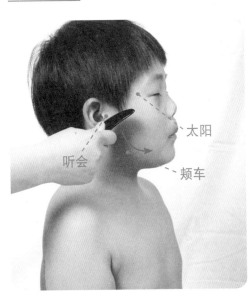

侧面部↑

　　用刮痧板的圆角点按或刮拭太阳穴。沿下颌骨走行，自听会穴刮拭至颊车穴，重点加强听会、颊车穴的刮拭。

枕部↓

　　用刮痧板的圆角点按或刮拭风池穴。

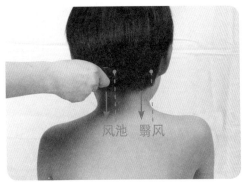

手部↓

　　用刮痧板的圆角点按合谷穴。

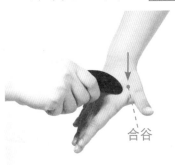

足背↓

　　用刮痧板的圆角点按或刮拭内庭穴。

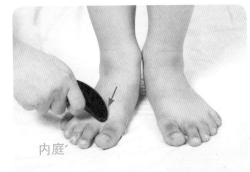

第八节 小儿惊厥

小儿惊厥是脑功能暂时紊乱，导致神经元异常放电的疾患。临床表现为突然意识丧失，全身痉挛抽搐，部分患儿可呈强直性或局限性的抽搐；重者反复发作或呈持续状态，常因缺氧而致不可逆脑损伤。

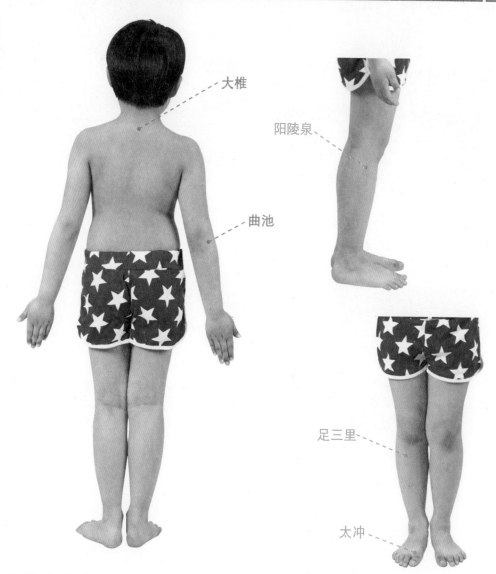

大椎

阳陵泉

曲池

足三里

太冲

❀ 选穴取穴

小儿惊厥选督脉的大椎穴，可清热泻火；选足阳明胃经的足三里穴，可补中健脾；可选手阳明大肠经的曲池穴；选足厥阴肝经的太冲穴，可平肝熄风；选足少阳胆经的阳陵泉穴，可舒筋解痉。

刮痧方法

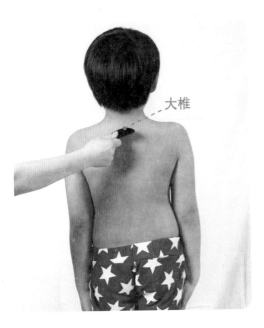

项部↑

刮痧板的圆角点按或刮拭<u>大椎穴</u>。

小腿前外侧↓

用刮痧板的圆角分别点按或刮拭<u>阳陵泉、足三里穴</u>。

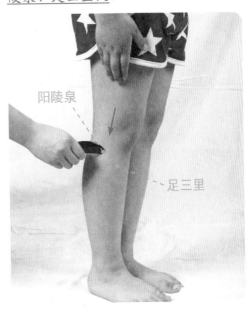

足背↓

用刮痧板的圆角点按或刮拭<u>太冲穴</u>。

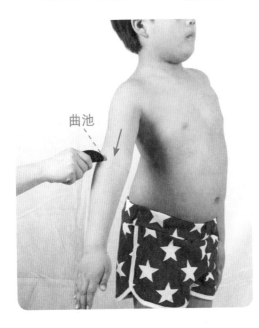

肘部↑

用刮痧板的圆角点按或刮拭<u>曲池穴</u>。

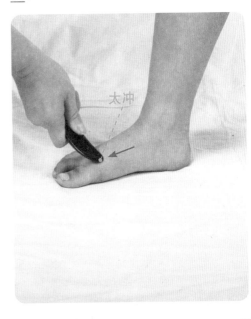

小儿肺炎

小儿肺炎常见于婴幼儿，病情危重，病死率高。常于冬、春季节及气候聚变或有流感流行时发生。临床表现为体温呈稽留热或不规则热型，咳嗽呈频发的连续性阵咳，呼吸困难，喘憋，鼻翼煽动，唇周发绀。

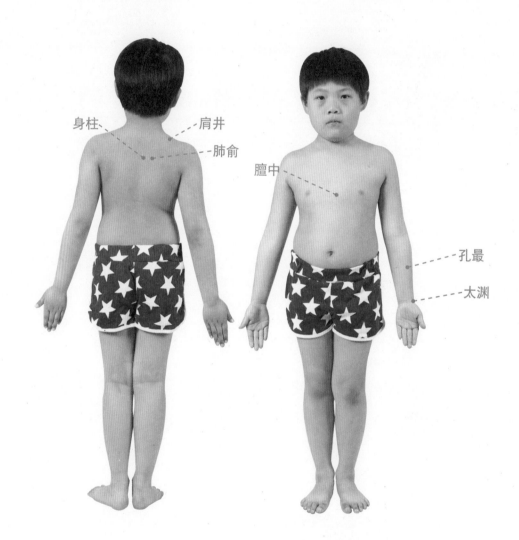

身柱　　　肩井　　　肺俞　　　膻中　　　孔最　　　太渊

❋ 选穴取穴

小儿肺炎选督脉的身柱穴，可散热壮阳；选足太阳膀胱经的肺俞穴，可宣肺解表；可选足少阳胆经的肩井穴；选任脉的膻中穴，可顺气化痰；可选手太阴肺经的孔最、太渊穴。

刮痧方法

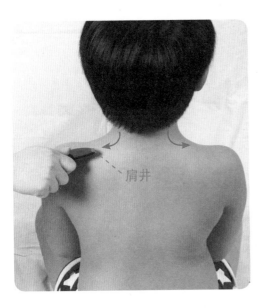

肩部↑

沿颈肩部肌肉走行，自上而下由后发际刮拭至肩峰，重点加强<u>肩井穴</u>的刮拭。

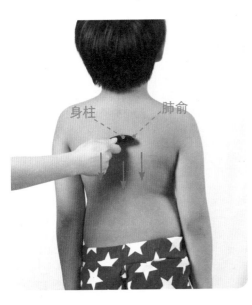

背部↑

沿脊柱，自上而下刮拭，重点加强<u>肺俞、身柱穴</u>的刮拭。

胸部↓

用刮痧板的圆角点按或刮拭<u>膻中穴</u>。

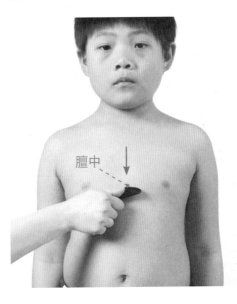

前臂掌侧↓

沿<u>手太阴肺经</u>走行，自上而下由<u>孔最穴</u>刮拭至<u>太渊穴</u>，重点加强<u>孔最、太渊穴</u>的刮拭。

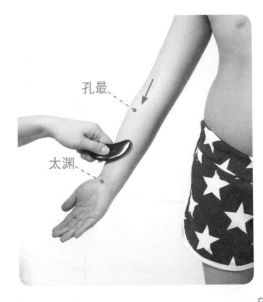

健康问题，一直备受关注，而刮痧在民间被广泛流传，自然有其独到的保健之法。诸如感冒、头痛等健康问题，刮一刮、推一推，统统扫光。中医讲究"未病先防"，经常刮痧不仅可以治疗疾病，对于预防疾病也有奇效。一本书、一块刮痧板，日常保健从刮痧做起。

第七章
日常刮痧保健法

第一节

感 冒

感冒是一种由多种病毒引起的呼吸道常见疾病，一年四季都会发生。感冒属于自愈性疾病，即使不治疗，通常5～10天也会痊愈。中医将感冒分为风寒、风热两型。风寒感冒者发热较轻，患者恶寒，并有四肢酸痛、鼻塞流涕、咳嗽等表现；而风热感冒者发热较重，但患者恶寒轻，并伴有头晕涨痛、鼻干、咳痰等表现。

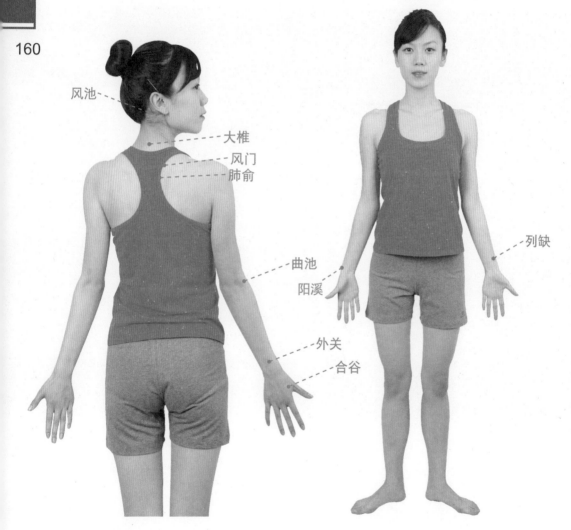

风池
大椎
风门
肺俞
曲池
阳溪
外关
合谷
列缺

❀ 选穴取穴

风寒感冒选手太阴肺经的列缺穴，可宣肺解表；选足太阳膀胱经的风门、肺俞穴，可散风寒；选风池、合谷穴，可疏风解表。风热感冒选大椎穴，解热邪；选曲池、外关、阳溪穴，可泻肺火。

刮痧方法

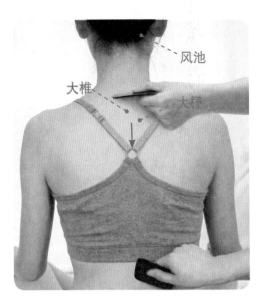

后头部与项部↑

用刮痧板较厚的边由上而下刮拭后头部与项部，并由风池穴沿颈项部肌肉刮至肩背部，重点加强大椎、风池穴的刮拭。

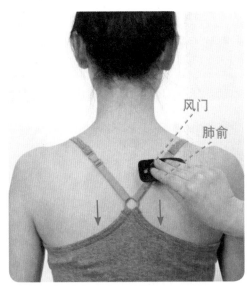

背部↑

沿足太阳膀胱经走行，由上而下刮拭，重点刮拭风门、肺俞穴。

上肢内侧↓

沿手太阴肺经走行，重点刮拭列缺穴。

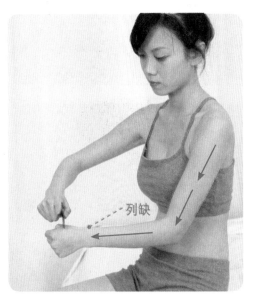

上肢外侧↓

沿手阳明大肠经走行，由肘外侧的曲池穴向下刮拭，重点加强曲池、外关、阳溪、合谷穴。

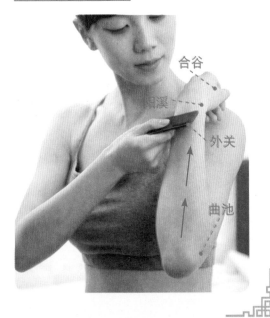

第二节 鼻衄

鼻衄，也称鼻出血，是一种常见症状，可由鼻部的局部原因导致，也可以由全身性疾病导致。鼻衄可分为虚、实两类。实证多因肺、胃、肝火热、热迫血行、血溢脉外；虚证多因肝、肾阴虚，或因脾气虚弱，气不摄血。

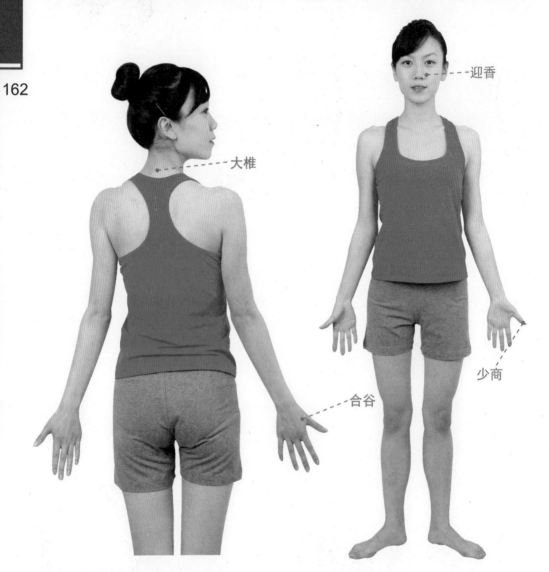

迎香

大椎

少商

合谷

❀ 选穴取穴

鼻衄可选督脉的大椎穴，大椎穴是诸阳脉之汇，可以清热泻火；可选手阳明大肠经的迎香、合谷穴，迎香穴可通鼻窍，合谷穴可清热泻火；可选手太阴肺经的少商穴，少商穴是肺经的井穴，可清肺热。

刮痧方法

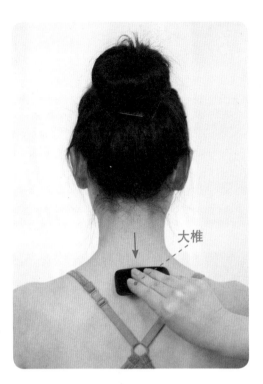

鼻翼外侧↓

用刮痧板的圆角点揉<u>迎香穴</u>。

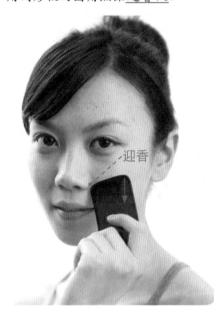

迎香

头部及项部↑

沿头部正中线，刮拭<u>大椎穴</u>。

手背↓

用刮痧板的圆角点揉<u>合谷、少商穴</u>。

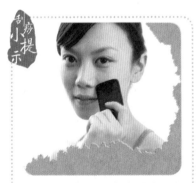

刮痧小提示

迎香穴在人体鼻翼外缘中点旁，鼻唇沟中间。刮痧或按摩迎香穴可有效地改善局部及其临近组织的血液循环，适用于鼻出血、口及呼吸道疾病。鼻塞时按揉迎香穴，也可以缓解鼻塞症状。

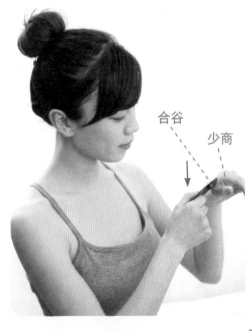

合谷

少商

过敏性鼻炎

过敏性鼻炎是鼻腔黏膜的变应性疾病，分常发作和季节性两种。过敏性鼻炎患者有喷嚏、鼻痒、流涕、鼻堵、嗅觉暂时下降或者消失等常见症状，可伴有失眠、鼻窦炎、中耳炎、鼻出血等病症。

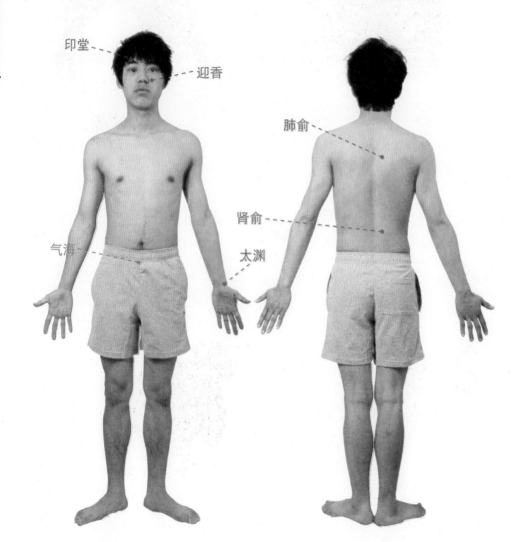

印堂 迎香 肺俞 肾俞 气海 太渊

❀ 选穴取穴

　　过敏性鼻炎选经外奇穴的印堂穴，可通鼻窍、清热邪；选手阳明大肠经的迎香穴，可宣肺通鼻窍；选足太阳膀胱经的肺俞、肾俞穴，肺俞穴可清肺益气，肾俞穴可补肾健脾；选手太阴肺经的太渊穴，可益肺气、祛风邪；选任脉的气海穴，可补虚固本。

刮痧方法

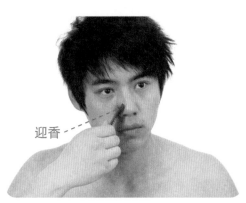

迎香

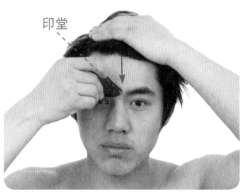

印堂

头部↑

用刮痧板的圆角分别点按印堂、迎香穴。

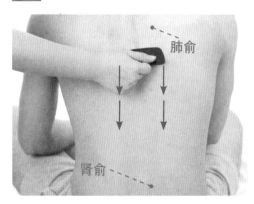

肺俞

肾俞

背部↑

沿足太阳膀胱经走行，由上而下自肺俞穴刮拭至肾俞穴，重点加强肺俞、肾俞穴的刮拭。

腹部↓

沿任脉走行，由上而下刮拭脐下至耻骨上缘，重点加强气海穴的刮拭。

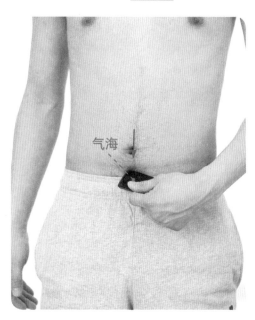

气海

手部↓

分别点按或刮拭太渊穴。

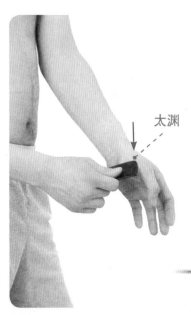

太渊

第四节 牙周炎

牙周炎是指牙齿周围组织的慢性炎症，是一种破坏性疾病，最终导致牙周袋的形成，使牙槽骨吸收和牙齿逐渐松动。牙周炎是导致成年人牙齿缺失的主要原因。牙周病患者常有牙龈萎缩的表现，出现为牙龈出血、牙龈边缘溢脓、口臭等症状。

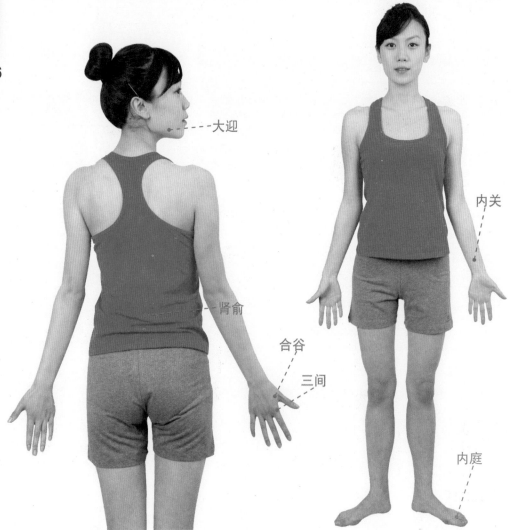

大迎
内关
肾俞
合谷
三间
内庭

选穴取穴

牙周炎选手阳明大肠经的合谷、三间穴，可清热泻火、消肿止痛；选足阳明胃经的内庭、大迎穴，可泻热邪、止痛利齿；选足太阳膀胱经的肾俞穴，可滋阴降火；选手厥阴心包经的内关穴，可清心降火。

刮痧方法

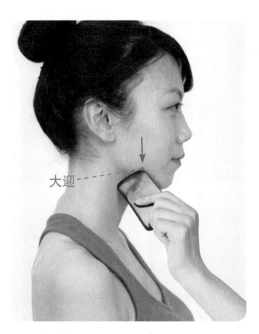

面部↑

用刮痧板的圆角点揉大迎穴。

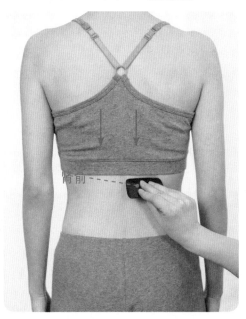

腰部↑

沿足太阳膀胱经走行，自上而下刮拭腰部脊柱两侧，重点刮拭肾俞穴。

手背↓

沿手阳明大肠经走行，自上而下刮拭手背虎口边缘，重点刮拭合谷、三间穴。

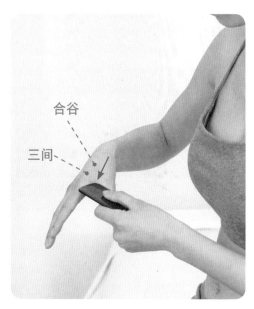

足背↓

刮痧板的圆角点揉内庭穴。

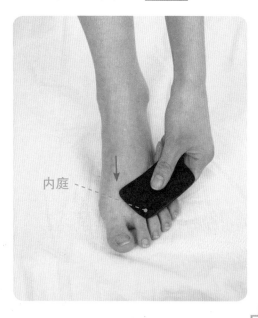

慢性扁桃体炎

慢性扁桃体炎是指扁桃体的慢性炎症，多由急性扁桃体炎反复发作或其他急性传染病导致。慢性扁桃体炎的主要症状是反复发作的咽痛，常有咽部不适、异物感、发干、发痒等感觉，并伴有刺激性咳嗽、口臭等症状。儿童慢性扁桃体炎可使患儿吞咽困难、说话含糊不清、呼吸不畅或睡眠时打鼾。

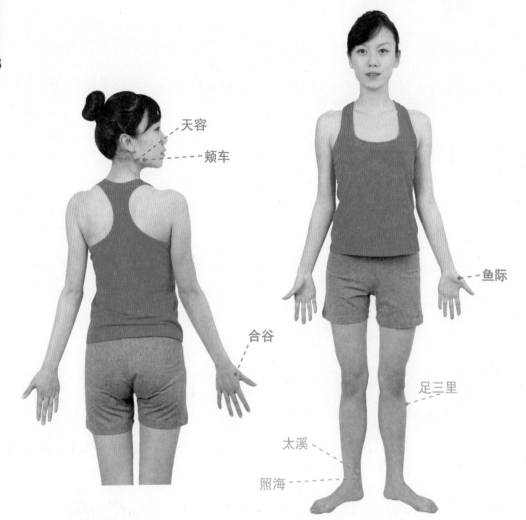

天容

颊车

鱼际

合谷

足三里

太溪

照海

❀ 选穴取穴

慢性扁桃体炎可选足阳明胃经的颊车、足三里穴，前者可利咽消肿，后者可调整全身状态；选足少阴肾经的太溪、照海穴，可滋阴降火；选手太阳小肠经的天容穴，可疏通咽部瘀滞；选手太阴肺经的鱼际穴，可清心利肺；选手阳明大肠经的合谷穴，可通利五官、清咽利喉。

刮痧方法

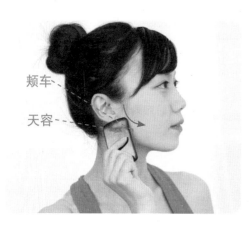

小腿前侧↓

沿足阳明胃经走行，由髋关节向下刮拭至足踝，重点加强足三里穴的刮拭。

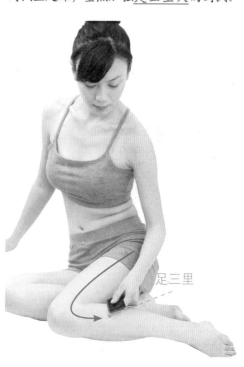

头部↑

沿下颌骨走行，由耳后向下刮拭，重点刮拭天容、颊车穴。

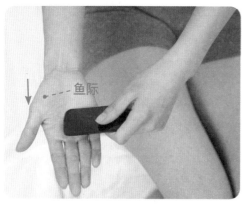

足内踝↓

沿足少阴肾经走行，在足内踝附近由上而下刮拭，重点刮拭太溪、照海穴。

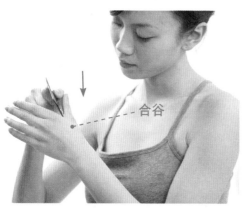

手部↑

分别点揉或刮拭鱼际、合谷穴。

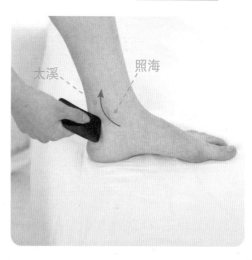

胃脘痛

胃脘痛是指胃或心下区域的疼痛。胃脘痛是很常见的症状，急慢性胃炎、胃十二指肠溃疡等都可导致胃脘痛。而情绪变化（如精神过度紧张）、饮食不规律、饱食后马上运动、食辣过度、饮酒过多、进食难消化的食物等，也都会导致胃脘痛。

脾俞
胃俞

中脘
下脘

内关

足三里

❀ 选穴取穴

胃脘痛选足阳明胃经的足三里穴，足三里穴是胃经的合穴，可调理脾胃、祛邪扶正；可选任脉的中脘、下脘穴，中脘穴是胃经的募穴，主治各种消化系统疾病；选脾俞、胃俞、内关穴，可益脾健胃。

刮痧方法

腹部↓

沿腹部中线由上而下刮拭，重点加强中脘、下脘穴的刮拭。

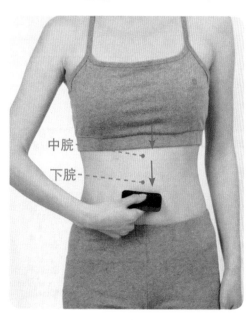

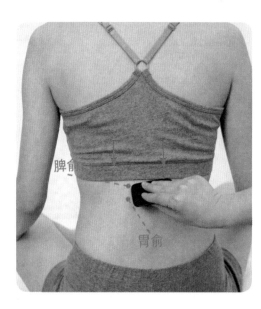

背部↑

沿足太阳膀胱经走行，由上至下分别刮拭脊柱两侧，重点刮拭脾俞、胃俞穴。

前臂内侧↓

点揉或刮拭内关穴。

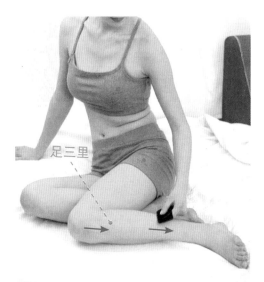

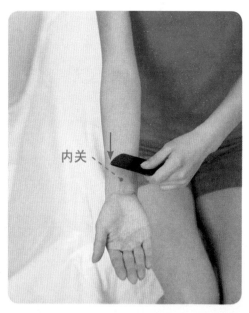

下肢前外侧↑

沿足阳明胃经走行，重点刮拭足三里穴。

呃　逆（膈肌痉挛）

膈肌痉挛，俗称打嗝儿，是由不自主的膈肌间歇性收缩导致的，临床上称之为呃逆。诱发的原因很多，如进食过快、食用生冷或辛辣的刺激性食物、吸入冷空气，或情志郁怒。轻者间断打嗝，重者可连续呃逆或呕逆，并伴有腹胀、腹痛，个别患者有小便失禁的情况。

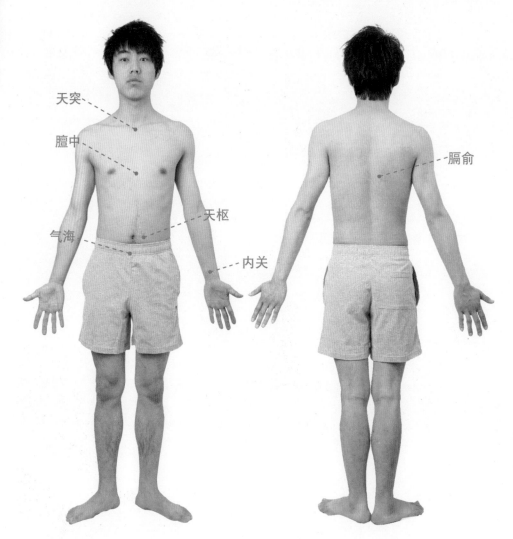

✿ 选穴取穴

膈肌痉挛可选足太阳膀胱经的膈俞穴，可治膈肌疾病；可选任脉的天突、膻中、气海穴，可理气止嗝；可选手厥阴心包经的内关穴；可选足阳明胃经的天枢穴，可补中气、清胃热。

刮痧方法

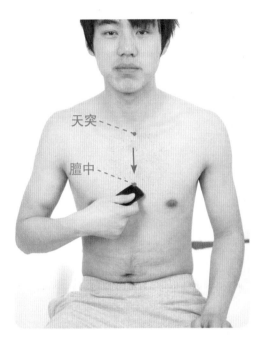

背部 ↓

　　沿足太阳膀胱经走行，由上而下刮拭，重点刮拭膈俞穴。

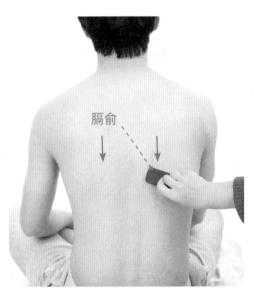

上肢内侧 ↓

　　点按或刮拭内关穴。

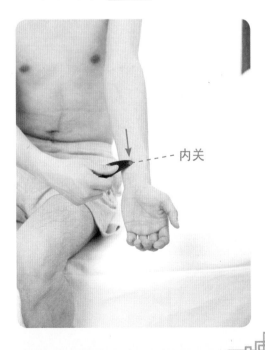

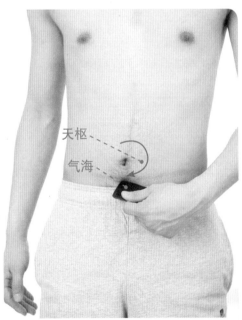

胸腹部 ↑

　　沿任脉走行，由天突穴自上向下刮拭至膻中穴，重点加强天突、膻中穴，重点加强天枢、气海穴的刮拭。

慢性胆囊炎

慢性胆囊炎是指胆囊的慢性炎症病变，是胆囊的常见病，主要由细菌感染和胆固醇代谢失常引起。患者长期出现胆绞痛，即上腹部或右上腹疼痛。胆绞痛可放散到背部或右肩胛骨处，伴有恶心、呕吐、黄疸等症状。此外，患者常有腹胀、上腹或右上腹不适、胃灼热、嗳气、吞酸等症状，进食油炸或高脂的食物会使症状加剧。

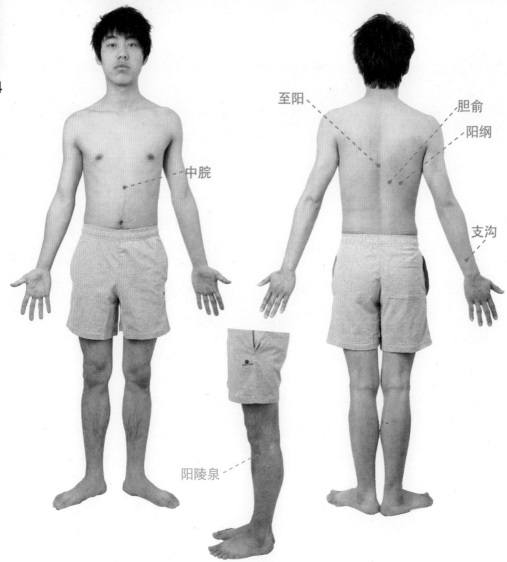

❁ 选穴取穴

慢性胆囊炎选足太阳膀胱经的胆俞、阳纲穴和任脉的中脘穴，可通泻肝胆之气；选足少阳胆经的阳陵泉穴和手少阳三焦经的支沟穴，可疏泄肝胆经气、清热利湿；选督脉的至阳穴，可治黄疸。

刮痧方法

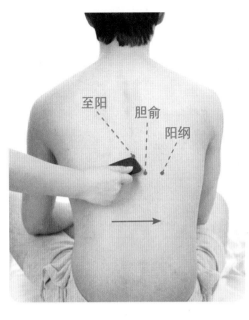

上肢背侧↓

点按或刮拭**支沟穴**。

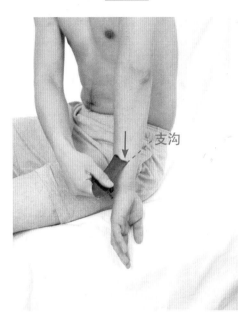

背部↑

自左向右刮拭**至阳、阳纲、胆俞穴**。

下肢外侧↓

沿**足少阳胆经**走行，由上往下刮拭，重点刮拭**阳陵泉穴**。

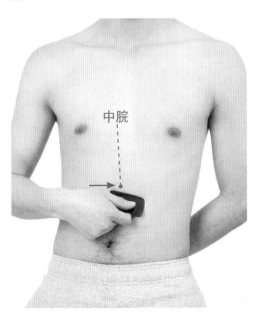

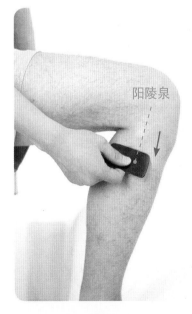

腹部↑

自左向右刮拭**中脘穴**。

甲亢

第九节

甲亢，即甲状腺功能亢进，是一组由多种原因引起甲状腺激素分泌过多导致的内分泌疾病。甲亢好发于中青年女性。甲亢患者容易出现激动、多言多动、失眠紧张、焦虑烦躁等精神问题，并有多食、消瘦、畏热、多汗等高代谢综合征表现。此外，患者还有不同程度的甲状腺肿大、眼突、手颤、颈部血管杂音等特征性表现。

人迎

天突

风池

风门

肾俞

手三里

❀ 选穴取穴

甲亢选足少阳胆经的风池穴，可导气通络；选任脉的天突穴，可直接作用于甲状腺，降低代谢；选足太阳膀胱经的风门、肾俞穴，可培土固摄；选足阳明胃经的人迎穴，可健脾益气；可选手阳明大肠经的手三里穴。

刮痧方法

颈前部↓

沿颈前正中线，由上往下刮拭，重点加强人迎、天突穴的刮拭。

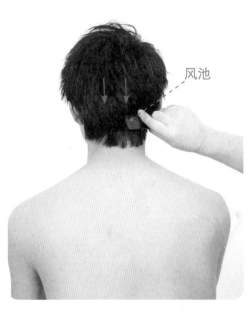

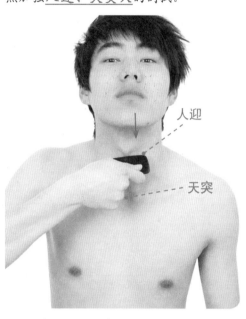

后头部↑

沿足少阳胆经走行，由上往下刮拭，重点刮拭风池穴。

前臂背侧↓

沿手阳明大肠经走行，由上往下刮拭，重点刮拭手三里穴。

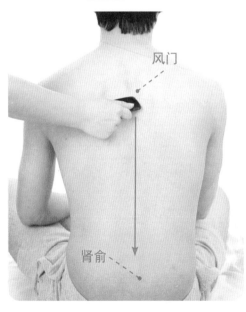

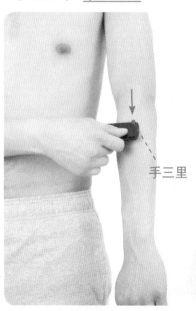

腰背部↑

沿足太阳膀胱经走行，由上往下刮拭，重点加强风门、肾俞穴。

肋间神经痛

肋间神经痛是指胸肋间或腹部带状区发生的经常性疼痛，并有发作性加剧。肋间神经痛多继发于胸椎的病变、肿瘤或损伤、强直性脊柱炎等疾病，或肋骨、纵膈、胸膜的病变。肋间神经痛的疼痛性质多为刺痛或烧灼样痛，多发于一侧，疼痛由后向前，沿相应的肋间隙放射呈半环形。咳嗽、深呼吸或打喷嚏时疼痛加重。

膻中　神藏　天溪　尺泽　郄门　内关

大杼　风门　膈俞　肝俞　胆俞

❀ 选穴取穴

肋间神经痛选任脉的膻中穴和足少阴肾经的神藏穴，可疏通局部经气；选足太阴脾经的天溪穴；选手太阴肺经的尺泽穴；选手厥阴心包经的内关、郄门穴，宽胸解郁；选足太阳膀胱经的大杼、风门、膈俞、肝俞、胆俞穴，可疏通脏腑经气、祛瘀止痛。

刮痧方法

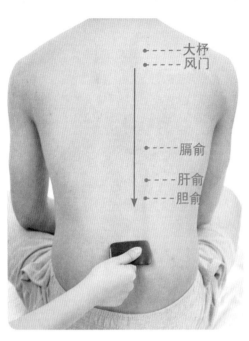

胸部↓

沿<u>任脉</u>走向，自上而下刮拭胸骨部位，重点刮拭<u>膻中穴</u>。然后由内向外刮拭，重点加强<u>神藏、天溪穴</u>。

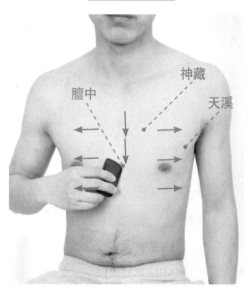

背部↑

沿<u>足太阳膀胱经</u>走行，由<u>大杼穴</u>由上而下刮拭至<u>胆俞穴</u>，重点刮拭<u>大杼、风门、膈俞、肝俞、胆俞穴</u>。

上肢掌侧↓

沿<u>手厥阴心包经</u>走行，自肘关节由上而下刮拭至腕部，重点刮拭<u>内关、郄门穴</u>。点按或刮拭<u>尺泽穴</u>。

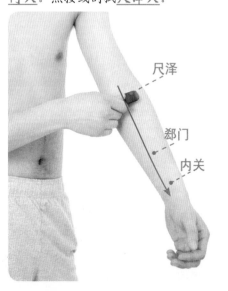

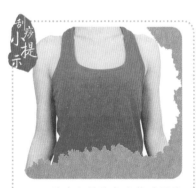

刮痧小提示

膻中穴是胸部比较重要的一个穴位，取穴办法为：膻中穴位于胸部，两乳头连线的中点。心脏不适或头晕目眩时，可以按按膻中穴，这样可以提高心脏的工作能力，使症状得到缓解。

第十一节　慢性肝炎

　　慢性肝炎多由急性乙型肝炎、急性丙型肝炎迁延不愈而致，病程一般超过半年。临床上可分慢性迁延性肝炎和慢性活动性肝炎两种。慢性肝炎患者常有腹胀、肝区胀痛、食欲不振、饮食无味，或食后胃脘呆滞、厌恶油腻等表现，也可表现为四肢乏力、精神不振、懒动思睡等。久病患者可有肝掌、蜘蛛痣等特征表现。

膈俞

肝俞

胆俞

至阳

期门

中脘

蠡沟

阳陵泉

外丘

❀ 选穴取穴

　　慢性肝炎选督脉的至阳穴，可宽胸理气；选任脉的中脘穴，可消积化滞、理气止痛；可足太阳膀胱经的膈俞、肝俞、胆俞穴和足厥阴肝经的期门、蠡沟穴，可疏肝活血；选足少阳胆经的阳陵泉、外丘穴，可通利胆经经气。

刮痧方法

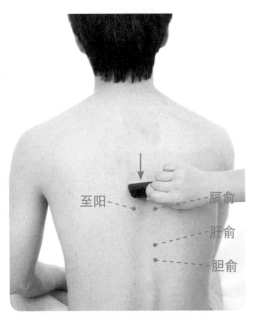

至阳 — 膈俞
肝俞
胆俞

背部↑

沿脊柱由上往下刮拭，重点刮拭至阳、膈俞、肝俞、胆俞穴。

小腿外侧↓

沿足少阳胆经走行，由上往下经阳陵泉穴刮拭至外丘穴，重点加强阳陵泉、外丘穴的刮拭。

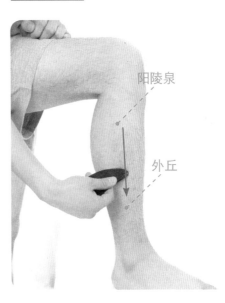

阳陵泉
外丘

小腿内侧↓

沿足厥阴肝经走行，由上往下刮拭蠡沟穴。

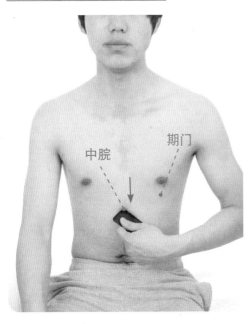

中脘
期门

腹部↑

分别点按或刮拭期门、中脘穴。

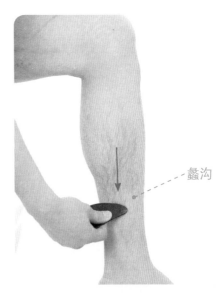

蠡沟

急性腰扭伤

　　急性腰扭伤是指腰部软组织（肌肉、韧带、筋膜等）的急性撕裂伤，多因突然遭受间接外力所致，如搬抬重物。急性腰扭伤多见于青壮年，患者主要表现为腰部不适或持续性剧痛，咳嗽、大声说话、呼吸等腹部用力活动时可致疼痛加重，严重者腰部僵硬、主动活动困难，不能行走和翻身。

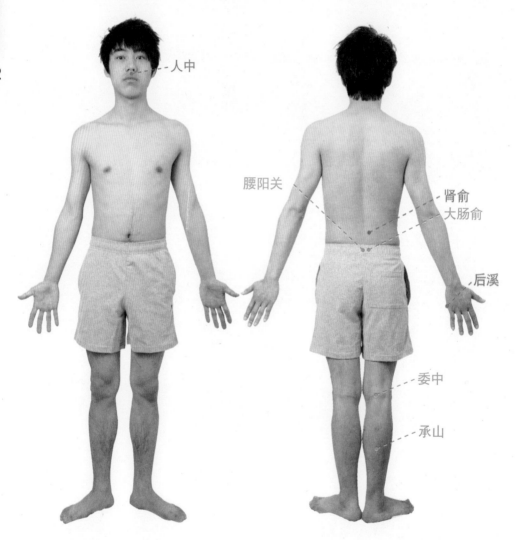

人中

腰阳关　　肾俞　大肠俞

后溪

委中

承山

🏵 选穴取穴

　　急性腰扭伤选督脉的腰阳关、人中穴，可补肾阳、行气化瘀；选足太阳膀胱经的肾俞、大肠俞、委中、承山穴，肾俞穴可除腰部湿热，其余三穴可通调膀胱；选手太阳小肠经的后溪穴，可舒筋脉；可选局部阿是穴，可散瘀结。

刮痧方法

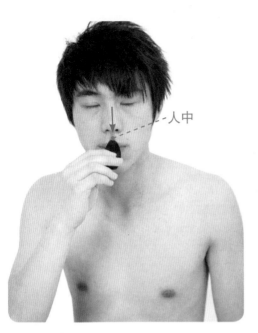

手部↓

点按或刮拭<u>后溪穴</u>。

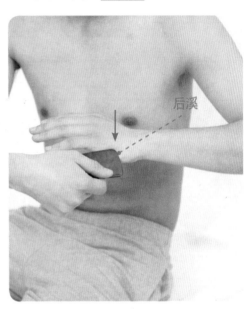

头部↑

用刮痧板的圆角点揉<u>人中穴</u>。

下肢背侧↓

沿<u>足太阳膀胱经</u>走行，由上往下自<u>委中穴</u>刮拭至<u>承山穴</u>，重点加强<u>委中、承山穴</u>的刮拭。

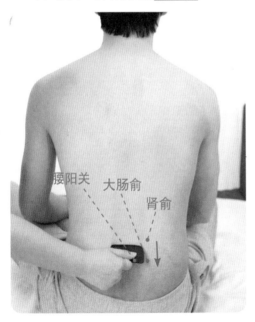

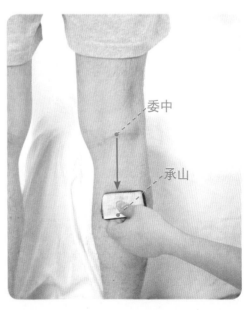

腰部↑

沿脊柱由上往下刮拭，重点刮拭<u>腰阳关、肾俞、大肠俞和局部阿是穴</u>。

中 暑

中暑是患者在高温环境下活动或劳动后现大汗、发热、头晕、恶心、呕吐、胸闷等症状。患者在阴凉处短暂休息，并且补充水和盐后，症状会逐渐消失。中暑多发生于夏季，尤以产妇、老年人、素体虚弱者或有慢性病者多见。

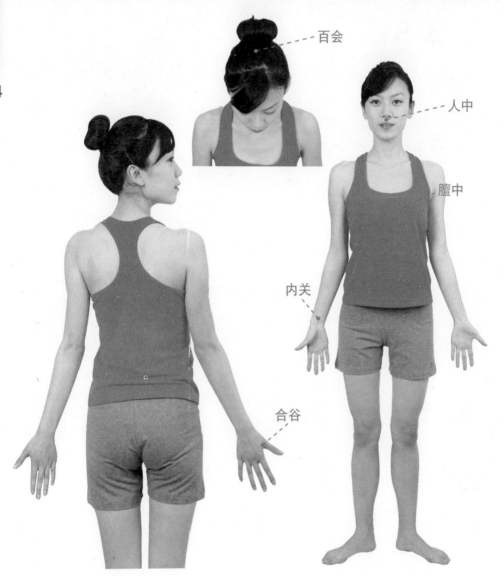

百会
人中
膻中
内关
合谷

❀ 选穴取穴

中暑选督脉的人中、百会穴；选任脉的膻中穴；选手厥阴心包经的内关穴；选手阳明大肠经的合谷穴。

刮痧方法

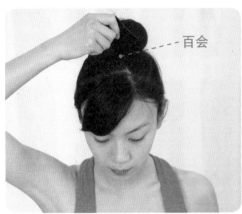

百会

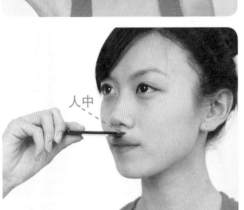

人中

上肢↓

由上而下刮拭<u>内关穴</u>，点按<u>合谷穴</u>。

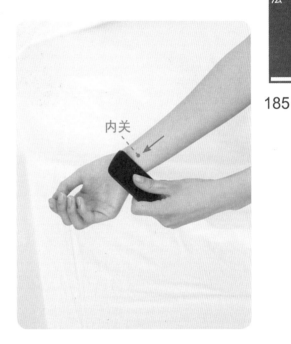

内关

头部↑

点按<u>百会穴</u>、<u>人中穴</u>。

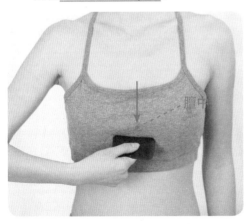

膻中

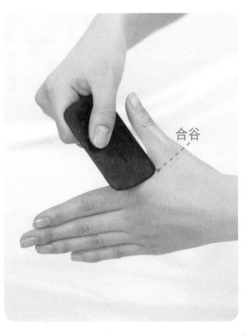

合谷

胸部↑

由上而下刮拭<u>膻中穴</u>。

第十四节 亚健康

亚健康是介于健康与生病之间的状态，如果不及时调整，会成为很多疾病的前兆。现代中青年人生活节奏快、工作压力大、饮食结构不合理，再加上很少运动，因此很多人都处于亚健康的状态。如果此时使用保健刮痧疗法，可以及时调整身体状态，重回健康。

百会

风池

肩井

大椎

膻中
上脘
中脘
建里
下脘

气海

❀ 选穴取穴

亚健康选督脉的百会、大椎；任脉的膻中、上脘、中脘、下脘、建里，气海；足少阳胆经的风池、肩井。

刮痧方法

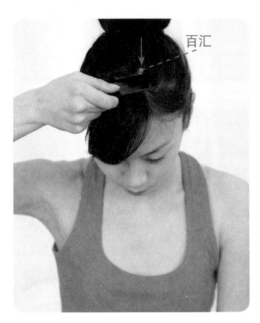

头部↑

用刮痧板的角点揉百会穴，再以百会穴为中心，向四周做放射状刮拭。

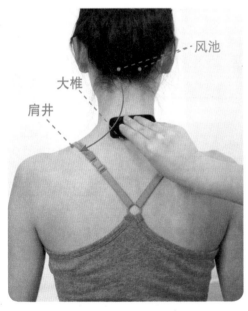

颈部↑

点按风池穴，并从风池穴沿颈部弧线刮拭至肩井穴。刮拭大椎穴。

胸腹部↓

沿任脉走行，由膻中穴刮拭至肚脐。途中经过膻中、上脘、中脘、建里、下脘穴时重点加强。刮拭气海穴。

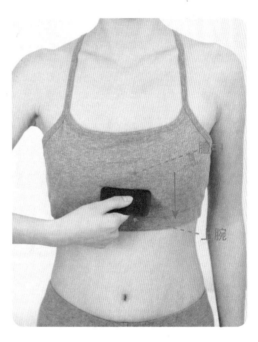

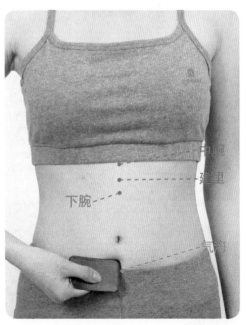

肥胖症

肥胖症是指身体摄入的能量超过了人体的需要，逐渐以脂肪的形式堆积在身体里，就形成了肥胖。肥胖不仅是健康的敌人，也是爱美女性的大敌。坚持刮痧，对想要局部减肥的人很有帮助，对各种原因造成的肥胖都有效果。

—— 膻中

—— 中脘

—— 脾俞

—— 胃俞

—— 肾俞

梁丘

足三里

三阴交

❀ 选穴取穴

　　肥胖症选足太阳膀胱经的脾俞、胃俞、肾俞穴；任脉的膻中、中脘穴；足阳明胃经的梁丘、足三里穴；足太阴脾经的三阴交穴。

刮痧方法

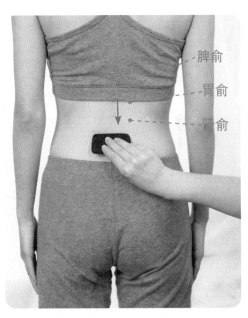

脾俞
胃俞
肾俞

背部↑

沿两侧足太阳膀胱经走行，由上而下刮拭，脾俞、胃俞、肾俞穴重点加强。

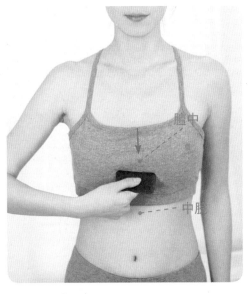

膻中

中脘

胸腹部↑

沿任脉走行，自上而下刮拭，膻中、中脘、关元穴重点加强。

下肢↓

刮拭一侧下肢的梁丘、足三里、三阴交穴，再刮拭另一侧。可以稍用力。

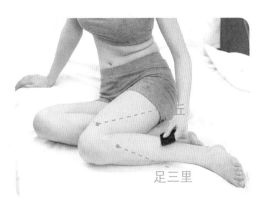

梁丘

足三里

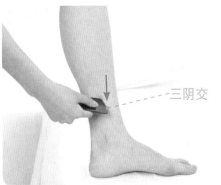

三阴交

局部↓

若想要局部减肥，可以直接在其局部进行刮痧。手法可稍用力，使力道透过皮肤传导至皮下。

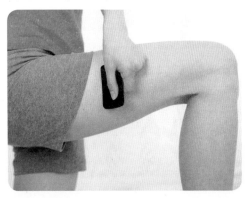

刮痧美容是运用刮痧的方法，在人的面部或身体上进行刮拭，以改变人的容颜或形体。在刮拭过程中，利用其有"凉血"作用的刮痧板，刺激经络穴位，促进气血运行，增加细胞的营养和氧的供给，使细胞活化，从而达到延缓衰老，美化皮肤的目的。

第八章

刮痧美容法

祛皱养颜

坚持面部美容刮痧，可以让皮肤重新变得年轻，让肌肤充满活力。面部美容刮痧时手法应轻柔，刮至皮肤发热或红润即可。刮痧板运动的方向应与面部肌肉的走行方向一致。刮痧时可蘸清水或护肤霜，使皮肤保持湿润。刮痧后用热毛巾敷面片刻。

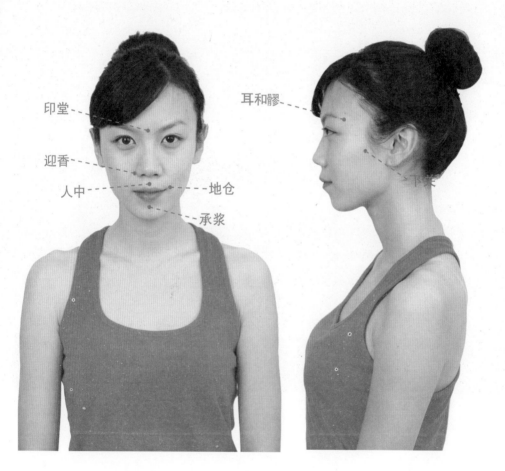

印堂

耳和髎

迎香

人中

地仓

承浆

下关

❋ 选穴取穴

祛皱养颜选手阳明大肠经的迎香；手少阳三焦经的耳和髎；任脉的承浆穴；督脉的人中穴；经外奇穴印堂穴；足阳明胃经的下关、地仓穴。

刮痧方法

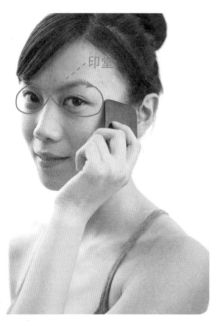

眼周↑

由印堂穴开始，围绕双眼眼眶做"∞"形刮拭。

面颊↑

由鬓角处的耳和髎穴向前下方刮拭至下颌的承浆穴，下关穴重点加强。

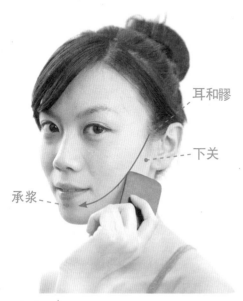

颜面↓

由内眼角沿鼻梁向外下方刮拭，刮至迎香穴。

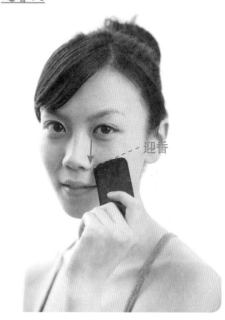

口周↓

由地仓穴开始，围绕口唇刮拭，经人中、承浆穴。

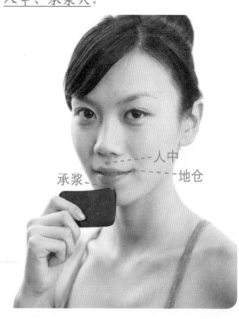

塑造腰部曲线

腰部曲线是女性身体曲线中最富有变化的，也是女性美的核心。凹凸有致的腰部曲线，可以凸显女性的优美体形。

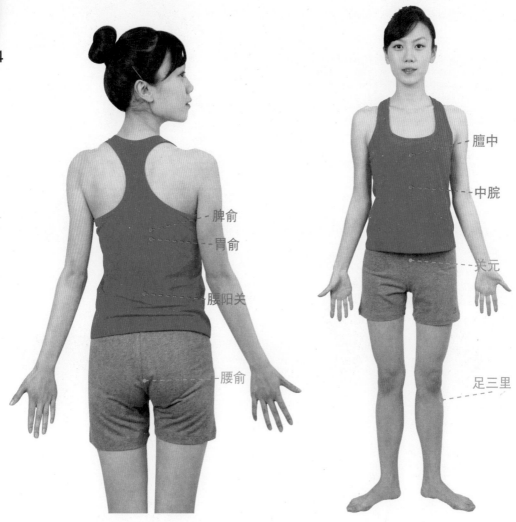

❀ 选穴取穴

塑造腰部曲线选足太阳膀胱经的脾俞、胃俞穴；督脉的腰阳关、腰俞穴；任脉的关元、中脘、膻中穴；足阳明胃经的足三里穴。

刮痧方法

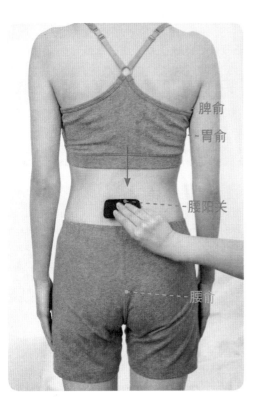

脾俞
胃俞
腰阳关
腰俞

胸腹部↓

沿任脉走行，自上而下刮拭，重点加强膻中、中脘、关元穴的刮拭。

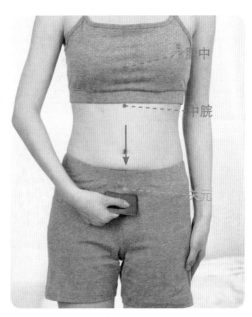

膻中
中脘
关元

背部↑

由上而下自脾俞穴刮拭至腰俞穴，重点加强脾俞、胃俞、腰阳关、腰俞穴的刮拭。

下肢↓

刮拭足三里穴。

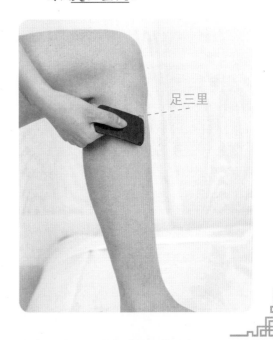

足三里

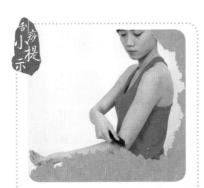

刮痧小提示

对于干性或敏感性的皮肤，刮拭时手法应轻柔。平时要保持快乐、平稳的心情，也能促进皮肤光泽有弹性。

第二节

乌发润发

乌发润发是指改善头发干枯无泽、发黄灰白的状况，使之乌黑有光泽。在正常的生理情况下，人到四五十岁后，头发会逐渐开始斑白，但如果在刚刚进入中年，甚至是在青少年时期就出现白发，或者头发萎黄、干枯、灰白，则不正常。在刮痧期间，应注意劳逸结合，精神切勿紧张，戒烟酒，保证适当的锻炼和充足的睡眠。

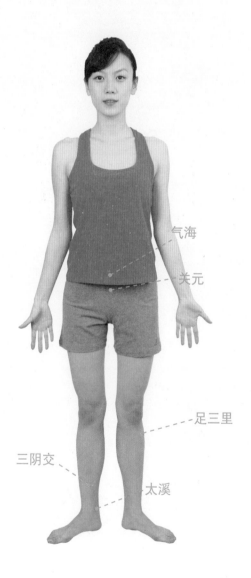

脾俞

肾俞

气海

关元

足三里

三阴交

太溪

❀ 选穴取穴

乌发润发选足太阳膀胱经的脾俞、肾俞穴；足阳明胃经的足三里穴；足太阴脾经的三阴交穴；足少阴肾经的太溪穴；任脉的气海、关元穴。

刮痧方法

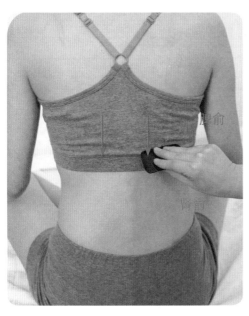

背部↑

沿足太阳膀胱经走行，自上而下刮拭脾俞、肾俞穴。

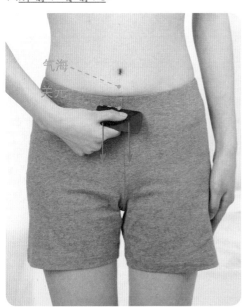

腹部↑

沿任脉，自上而下，由气海穴刮拭至关元穴，重点刮拭气海、关元穴。

下肢↓

刮拭足三里、三阴交、太溪穴，以刮拭部位呈现紫红色痧点为度。

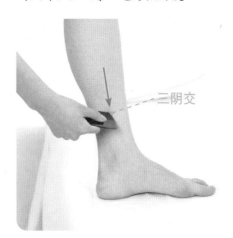

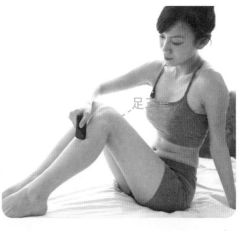

第四节 修身美腿

不匀称的肌肉线条、皮肤下的脂肪堆积、各种原因的水肿，很多因素都会破坏腿部的曲线美。无论是肌肉腿、水肿腿，还是脂肪腿，都可以通过刮痧来改善。

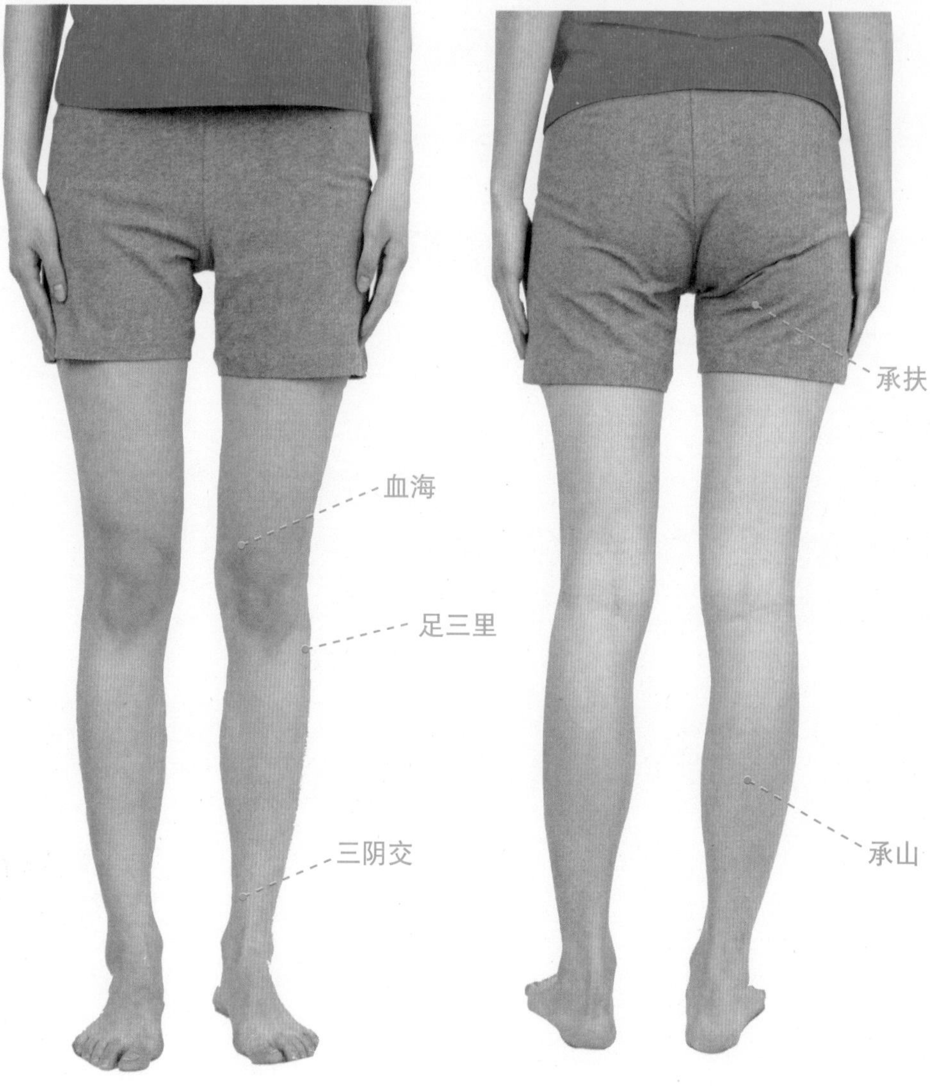

血海

足三里

三阴交

承扶

承山

❀ 选穴取穴

修身美腿可选足阳明胃经的足三里穴；足太阴脾经的血海、三阴交穴；足太阳膀胱经的承扶、承山穴。

刮痧方法

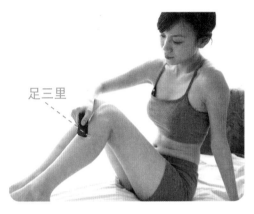

足三里

下肢背侧↓

沿**足太阳膀胱经**走行，由上而下刮拭，重点刮拭**承扶、承山穴**。

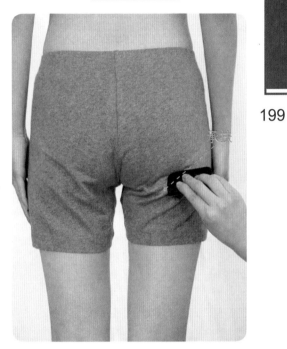

承扶

下肢外侧↑

沿**足阳明胃经**走行，由上而下刮拭，重点刮拭**足三里穴**。

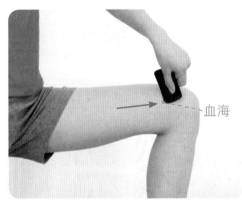

血海

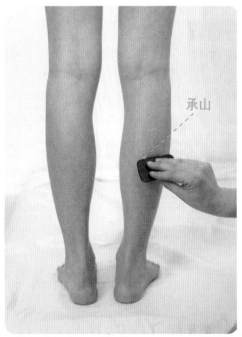

承山

下肢内侧↑

沿**足太阴脾经**，由上而下刮拭，重点加强**血海、三阴交穴**的刮拭。

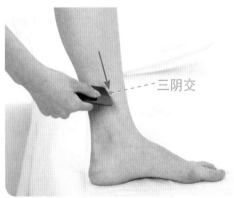

三阴交

第五节

丰 胸

　　丰满的胸部是女性的象征，优美的胸部轮廓能让女性展现出更加完美的身体曲线。正确的丰胸刮痧方法可以让胸部丰满、有弹性。在丰胸刮痧期间，应该多做一些胸部锻炼，如扩胸运动，来增强胸部肌肉。或者多做一些胸部按摩，配合丰胸刮痧效果更好。

❧ 刮痧方法 ❧

胸部↓

　　由内向外刮拭<u>乳四穴</u>，手法要轻柔。

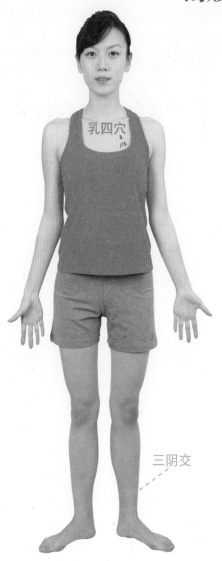

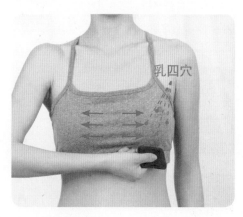

下肢↓

　　点按或刮拭<u>三阴交穴</u>。

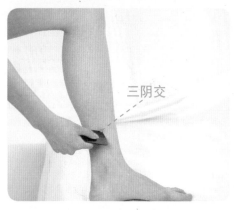

❋ 选穴取穴 ❧❧❧❧

　　丰胸选经外奇穴乳四穴；足太阴脾经的三阴交穴。

印堂 YINTANG
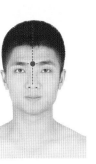

鱼腰 YUYAO
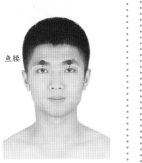

简便取法
直视前方，从瞳孔直上眉毛中即是。

简便取法
（左侧）……眉毛内侧端连线……处即是。

晴明 JINGMING
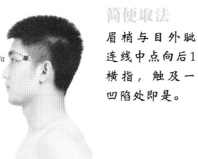

简便取法
正坐合眼，手指置于内侧眼角稍上方，按压有一凹陷处即是。

太阳 TAIYANG
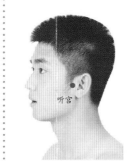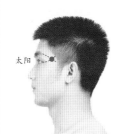

简便取法
眉梢与目外眦连线中点向后1横指，触及一凹陷处即是。

听宫 TINGGONG
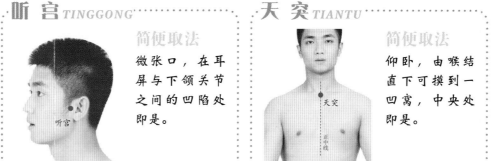

简便取法
微张口，在耳屏与下颌关节之间的凹陷处即是。

天突 TIANTU
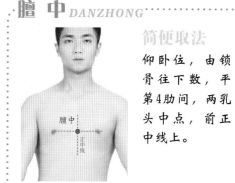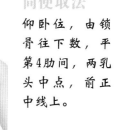

简便取法
仰卧，由喉结直下可摸到一凹窝，中央处即是。

膻中 DANZHONG

简便取法
仰卧位，由锁骨往下数，平第4肋间，两乳头中点，前正中线上。

素髎 SULIAO
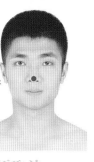

迎香 YINGXIANG
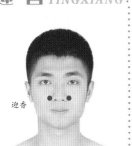

简便取法
……或仰卧，面部……正中央处即是。

简便取法
鼻翼外缘中点的鼻唇沟中即是迎香穴。

四白 SIBAI
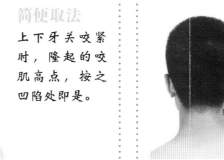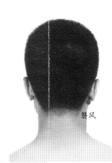

简便取法
示指、中指伸直并拢，中指贴于两侧鼻翼，示指指尖所按处有一凹陷处即是。

颊车 XIACHE
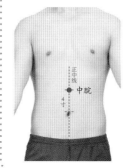

简便取法
上下牙关咬紧时，隆起的咬肌高点，按之凹陷处即是。

翳风 YIFENG
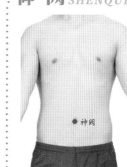

简便取法
正坐，将耳垂下压，所覆盖范围中的凹陷处即是。

中脘 ZHONGWAN

简便取法
上腹部，人体正中线上，肚脐往上5横指处即是。

神阙 SHENQUE

简便取法
在下腹部，肚脐中央即是。

攒竹 CHUANZU
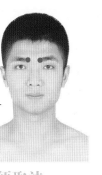

水沟 SHUIGOU
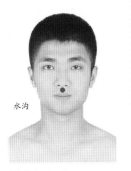

简便取法
……眉，眉毛内侧端……一隆起处即是。

简便取法
仰卧，面部人中沟上1/3处即是。

百会 BAIHUI
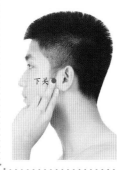

简便取法
正坐，两耳尖与头正中线相交处，按压有凹陷即是。

下关 XIAGUAN
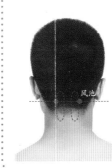

简便取法
闭口，示指、中指并拢，示指贴于耳垂旁，中指指腹处即是。

风池 FENGCHI
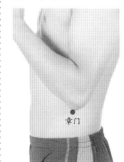

简便取法
正坐，在后头骨下两条大筋外缘陷窝中，与耳垂齐平处即是。

章门 ZHANGMEN
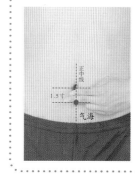

简便取法
屈肘合腋，肘尖所指处，按压有酸胀感处即是。

气海 QIHAI

简便取法
在下腹部，正中线上，肚脐中央向下2横指处即是。

承泣 CHENGQI
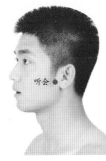

简便取法
直视前方，瞳孔垂直线向下，眼眶边缘处即是。

听会 TINGHUI
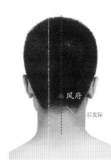

简便取法
正坐，在耳屏下缘前方，张口时有凹陷处即是。

风府 FENGFU
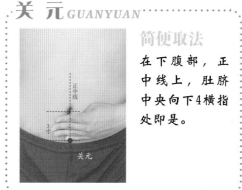

简便取法
沿脊柱向上，入后发际上1横指处即是。

关元 GUANYUAN

简便取法
在下腹部，正中线上，肚脐中央向下4横指处即是。

中极 ZHONGJI
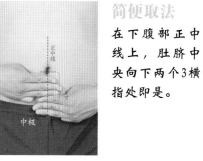

简便取法
在下腹部正中线上，肚脐中央向下两个3横指处即是。

大椎 DAZHUI
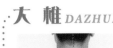
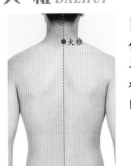
简便取法
低头，颈背交界椎骨高突处椎体，下缘凹陷处即是。

风门 FENGMEN
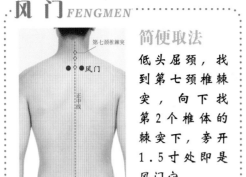
简便取法
低头屈颈，找到第七颈椎棘突，向下找第2个椎体的棘突下，旁开1.5寸处即是风门穴。

曲泽 QUZE
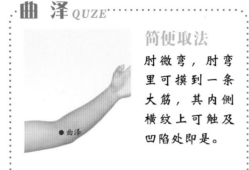
简便取法
肘微弯，肘弯里可摸到一条大筋，其内侧横纹上可触及凹陷处即是。

曲池 QUCHI
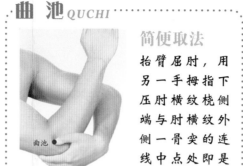
简便取法
抬臂屈肘，用另一手拇指下压肘横纹桡侧端与肘横纹外侧一骨突的连线中点处即是曲池穴。

劳宫 LAOGONG
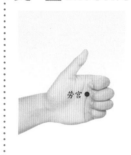
简便取法
握拳屈指，在中指尖所指掌心处，按压有酸痛感处即是劳宫。

委中 WEIZHONG
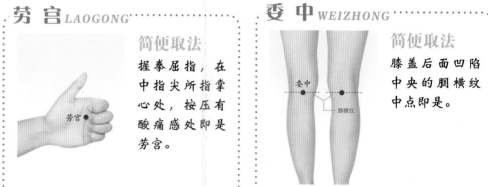
简便取法
膝盖后面凹陷中央的腘横纹中点即是。

三阴交 SANY

身柱 SHENZHU
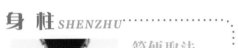
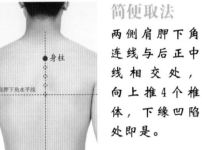
简便取法
两侧肩胛下角连线与后正中线相交处，向上推4个椎体，下缘凹陷处即是。

肺俞 FEISHU
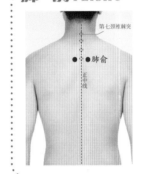
简便取法
低头屈颈，在颈背交界处椎骨高突向下推3个椎体，下缘旁开2横指处即是。

少海 SHAOHAI
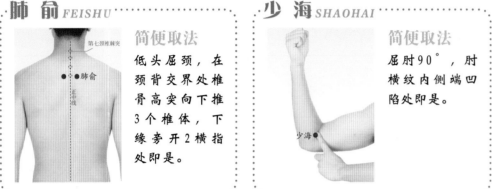
简便取法
屈肘90°，肘横纹内侧端凹陷处即是。

内关 NEIGUAN
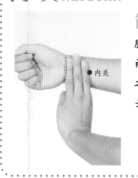
简便取法
腕横纹上2寸，两条索状大筋之间处即是内关穴。

十宣 SHIXUAN
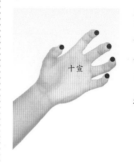
简便取法
十指微屈，手十指尖端，指甲游离缘尖端处即是。

血海 XUEHAI
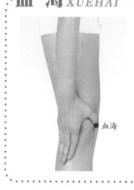
简便取法
屈膝90°，手掌伏于膝盖骨上，拇指与其他四指成45°，拇指尖处即是。

简便取法
小指下缘靠内上，示指上缘水平线与胫骨交点即是。

命门 MINGMEN
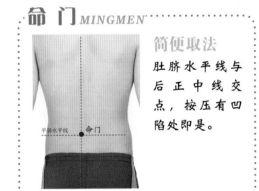
简便取法
肚脐水平线与后正中线交点，按压有凹陷处即是。

心俞 XINSHU
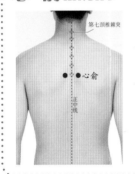
简便取法
肩胛骨下角水平连线与脊柱相交椎体处，往上推2个椎体，正中线旁开2横指处。

天宗 TIANZONG
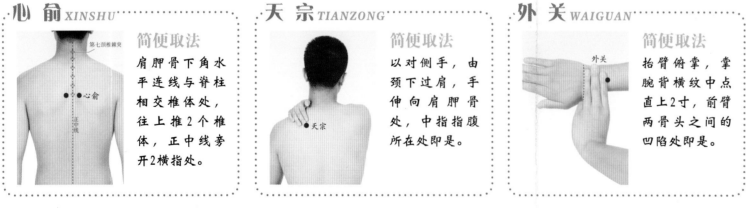
简便取法
以对侧手，由颈下过肩，手伸向肩胛骨处，中指指腹所在处即是。

外关 WAIGUAN
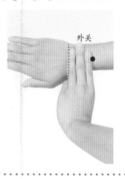
简便取法
抬臂俯掌，掌腕背横纹中点直上2寸，前臂两骨头之间的凹陷处即是。

环跳 HUANTIAO
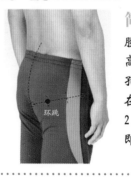
简便取法
股骨大转子最高点与骶管裂孔作一直线，在外1/3与内2/3的交点处即是。

阴陵泉 YINLINGQUAN
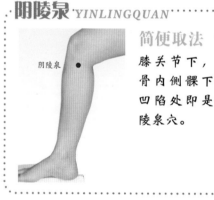
简便取法
膝关节下，胫骨内侧髁下方凹陷处即是阴陵泉穴。

涌泉 YONG
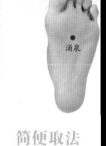
简便取法
蜷足，足底前3处可见有一处，按压有酸处即是。

腰阳关 YAOYANGGUAN
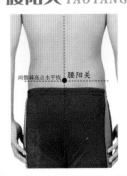
简便取法
两侧髂前上棘连线与脊柱交点处，可触及一凹陷即是。

肾俞 SHENSHU
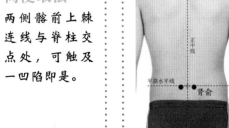
简便取法
肚脐水平线与脊柱相交椎体处，人体正中线旁开2横指处即是。

八髎 BALIAO
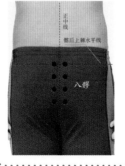
简便取法
俯卧，除拇指外，四指分别按于骶骨第1～第4骶椎棘突上，向外侧移1横指，四指所按位置即是。

合谷 HEGU
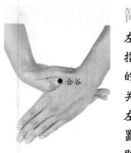
简便取法
左手拇指、示指张开，右手的拇指指间关节横纹放在左手虎口的位置，拇指尖下即是合谷穴。

承扶 CHENGFU
简便取法
臀下横纹正中点，按压有酸胀感处即是。

足三里 ZUSANLI
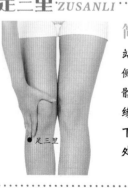
简便取法
站位弯腰，同侧手虎口围住髌骨的上外缘，余四指向下，中指指尖处即是。